DESCRIPTION

DU

CHOLÉRA-MORBUS

ÉPIDÉMIQUE

QUI S'EST MANIFESTÉ DANS LES VILLES DE SAINT-NICOLAS ET DE ROSIÈRES, ET DANS LES COMMUNES DE TONNOY, BURTHÉCOURT, LUPCOURT, GÉRARDCOURT, DOMBASLE, ART-SUR-MEURTHE, BOSSERVILLE, HARAUCOURT, LENONCOURT ET LANEUVEVILLE;

Suivie

DE CONSIDÉRATIONS TOPOGRAPHIQUES

SUR CES COMMUNES.

Par F. Toussaint,

Docteur en médecine, Médecin de l'hôpital civil de Saint-Nicolas, Membre de l'Académie de l'industrie agricole, manufacturière et commerciale de Paris, Membre honoraire de la Société française de statistique universelle, et Membre correspondant de la Société des sciences physiques, chimiques et arts industriels de Paris.

Ars medica tota in observationibus.

BAGLIVI.

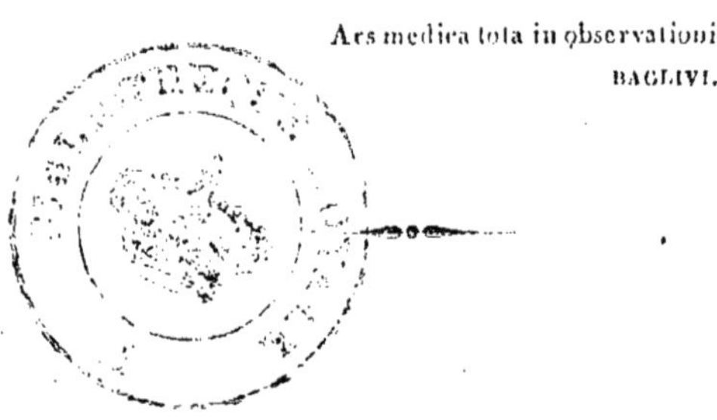

St-Nicolas,

Nancy,

Chez { l'Auteur.
{ Prosper Trenel, impr. || Chez { Senef, libraire.
{ Vidart et Jullien, lib.ᵉˢ

—

1835.

DESCRIPTION

DU

CHOLÉRA-MORBUS.

DESCRIPTION

DU

CHOLÉRA-MORBUS.

Chaque médecin qui a soigné le choléra-morbus, doit à ses concitoyens le résultat de ses observations, sinon pour présenter des choses nouvelles, puisqu'il existe déjà une infinité d'écrits très-recommandables sur cette affection ; mais pour faire connaître la spécialité et les diverses formes que cette maladie, encore peu connue dans notre pays, a présentées dans chaque localité, et indiquer le résultat du traitement qu'il a employé.

1

Si je viens un peu tard publier mes idées sur le choléra, lorsqu'il a quitté nos contrées, c'est que je n'ai point voulu faire comme certains médecins qui jugèrent cette maladie par induction, d'après les ouvrages de ceux qui l'avaient observée, et qui proposèrent ensuite des théories et un traitement. Je n'ai voulu payer au public mon faible tribut que lorsque la pratique m'a mis à même d'observer cette maladie dans plusieurs localités.

Si aujourd'hui, en avril 1835, je publie ce travail, c'est que le choléra n'est point encore sorti de notre belle France. Il immole encore à Marseille des victimes.

Je ne chercherai point à faire de l'érudition, ni à m'appuyer de l'opinion de beaucoup de médecins. Je donne uniquement le fruit de mon investigation ; j'expose ce que j'ai vu, ce que j'ai fait, ce qui m'a réussi. Je dois dire que les connaissances les plus positives, tant sur le diagnostic que sur le traitement de cette affection, m'ont été données par les écrits sortis de l'école physiologique. Je les ai trouvés conformes à ce que l'observation très-sévère m'a démontré. Si mes confrères qui, jusqu'alors, n'ont pas encore soigné de cholériques , peuvent tirer de mon travail quelque peu que ce soit, je serai amplement récompensé.

CONSIDÉRATIONS GÉNÉRALES.

De toutes les maladies qui affectent l'espèce humaine , le choléra est une des plus graves de celles qui occasionnent le plus fréquemment la mort , et souvent dans un temps très-court.

Ce qui est consolant pour nous , c'est de penser que ce terrible fléau ne fera que passer dans nos contrées ; il ne s'y localisera pas. Nous pouvons même espérer que nous en sommes débarrassés pour toujours. Cependant , depuis bientôt trois ans qu'il a quitté nos communes, de temps en temps je rencontre encore quelques individus affectés du choléra sporadique , qui quelquefois offre des symptômes graves. On doit dire aussi qu'il laissera encore long-temps des traces de deuil dans notre pays ; mais qui, j'espère, ne se renouvelleront plus de notre époque.

Jusqu'alors rien n'a prouvé que le choléra était contagieux. Cette question délicate, qui compte beaucoup de partisans de part et d'autre, ne doit être jugée, que quand des faits plus multipliés l'auront franchement décidée. Si j'apporte ici mon opinion, je dirai que je me range du côté de la non contagion. Seulement, je crois qu'on peut le regarder comme contagieux par peur, s'il est permis de s'exprimer ainsi. En effet, les passions, la terreur surtout, en appelant le sang et l'action vitale vers le centre, principalement vers le cœur et les organes digestifs, favorisent singulièrement son développement. J'ai vu beaucoup de cholériques mourir dans un temps très-court par l'effet de cette cause. C'est pourquoi l'on voit fréquemment l'épouse périr après son mari, ou les enfans après avoir perdu leurs parens. Il n'est pas rare de trouver des ménages entiers enlevés, dans l'espace de quelques jours, par le choléra.

M. Broussais, dans son ouvrage sur le

choléra-morbus épidémique [1], dit : « Il faut tenir grand compte des affections morales : les personnes qui sont frappées de terreur à la vue des cholériques, sont assurément très-disposées à l'épidémie ; j'en citerai un exemple très-frappant, celui d'un personnage marquant. Ce personnage avait suivi, sur la carte, tous les progrès de la maladie ; il faisait venir, depuis dix-huit mois, son médecin plusieurs fois par semaine, pour lui faire remarquer le chemin qu'avait parcouru le choléra ; il était continuellement occupé à calculer à quelle époque il arriverait dans tel ou tel endroit, et enfin, quand il serait en France. Le choléra se déclare à Paris. Il n'y a pas de doute, dit-il, que j'en serai atteint. Il s'informait tous les jours du nombre des malades ; il s'en faisait une occupation continuelle, et disait tous les jours : Je n'ai rien encore. Enfin, il a eu la diarrhée ; rien n'a pu l'arrêter. Le choléra fut caractérisé, et le malade y a succombé. »

Je pourrais citer beaucoup de faits semblables à celui-là.

[1] Paris, 1832, p. 10.

En général, le choléra est le même partout. Il est identique, quant aux symptômes et aux caractères pathologiques ; seulement il offre divers degrés de force et d'intensité. Il affecte plus spécialement, dans chaque localité, certains organes ; généralement, ce sont les viscères abdominaux qui sont le plus souvent et le plus gravement affectés. Il y a des variétés et des complications dans certains lieux infectés. Par exemple, à Burthecourt, le cœur a été secondairement plus souvent atteint qu'à Haraucourt où les viscères digestifs ont presque toujours été le siége unique. A Tonnoy, la congestion cholérique avait lieu principalement dans les petits intestins. Le choléra, dans ce cas, est moins grave. A Saint-Nicolas, l'intestin duodenum a été le siége de la congestion ; le foie y a aussi pris part. La cyanose a été très-intense et presque constante chez tous les malades : les crampes ont aussi été très-fortes et très-douloureuses ; elles arrachaient aux malades des cris épouvantables.

Les femmes sont, en général, moins affectées que les hommes ; et quand elles le sont, elles guérissent plus facilement. C'est ce que j'ai remarqué dans le cours de l'épidémie que j'ai soignée. Cela peut dépendre de ce que l'écoulement menstruel de ce sexe diminue la grosse circulation, les dispose moins aux congestions, et les préserve souvent de l'irritabilité des intestins, qui est plus commune chez les hommes.

J'ai remarqué que les femmes que j'ai perdues du choléra, n'étaient pas réglées ou peu ; c'est ce qui rend encore compte des bons effets de la saignée comme moyen préservatif, comme je le dirai plus bas. En outre, les femmes font, en général, moins d'excès dans la nourriture et dans les boissons que les hommes. Les fonctions de la peau se font plus facilement, la réaction concentrique a plus souvent lieu, la sueur s'obtient plus promptement, elles sont moins sujettes aux inflammations gastro-intestinales que les hommes, et ces affections, quand elles existent, sont moins graves que chez nous.

MARCHE ET DEGRÉS DU CHOLÉRA.

—

Le choléra peut exister à l'état sporadique , ce qui a souvent lieu avant l'invasion de la maladie ; mais il se développe plus souvent d'une manière épidémique. Il tient assez généralement la marche suivante : il fait peu de progrès pendant les douze premiers jours ; depuis cette époque jusqu'au trentième jour , l'épidémie va en augmentant : c'est du vingt au vingt-cinquième qu'elle est la plus meurtrière ; ordinairement après le trentième jour , la maladie diminue en intensité et en malignité , les guérisons sont plus communes. Au quarantième jour , souvent l'épidémie est tout-à-fait disparue , surtout quand un grand nombre des habitans a été saigné d'une manière préservative.

J'ai pensé qu'il était important de diviser les symptômes du choléra en trois degrés. On peut en tirer des conséquences thérapeutiques très-utiles pour le malade, comme on le verra à l'article du traitement. C'est aussi dans le but de faire bien apprécier ces degrés à ceux qui soignent des cholériques que j'ai cru devoir faire cette division dans ma description. De toutes les maladies qui affectent l'espèce humaine, celle qui m'occupe est la plus facile à reconnaître, même pour les individus qui ne sont pas médecins. Les symptômes de cette affection se développent promptement. Ils marchent encore plus vite ; on peut les voir augmenter à l'œil si on les examine avec attention. Ils détruisent avec une rapidité étonnante toute notre machine. Quand ils sont arrivés à leur dernière période, peu d'heures suffisent pour amener la mort.

Le choléra a trois degrés bien marqués, qu'il est bien important de distinguer : il se déclare plus ou moins brusquement, mais toujours avec des symptômes précurseurs qui sont souvent bien caractérisés, et qui ont différé selon les localités dans lesquelles il s'est déclaré ; mais presque tous les habitants des lieux infectés ont ressenti plus ou moins fortement l'influence fâcheuse de l'épidémie, qui nécessitait, chez beaucoup, des soins hygiéniques et thérapeutiques.

PREMIER DEGRÉ.

Assez généralement la maladie se déclare pendant la nuit ou dès le matin. Ce sont tous les
symptômes propres aux affections gastro-intestinales avec les modifications et les distinctions
suivantes : envies de vomir et vomissemens, ou
diarrhée légère avec des borborygmes; sans coliques, puis avec coliques et évacuations plus
abondantes, dont la couleur varie selon les individus et selon la nourriturre prise avant l'invasion
de la maladie. Les substances nouvellement re-
çues sont d'abord évacuées; elles ne prennent la
couleur blanche qu'au deuxième degré de la maladie. On éprouve une pesanteur et une douleur à
l'épigastre accompagnée d'un sentiment d'étouf-
fement. La soif est augmentée; l'appétit est perdu;
lassitude dans les jambes et souvent des fourmillemens dans les bras, les doigts et quelquefois aux
jambes et aux pieds; une douleur légère à la tête,
souvent accompagnée d'un bourdonnement dans
les oreilles et dans l'intérieur du crâne, d'une pesanteur de tête qui engage le malade à la soutenir

et à se coucher. Le pouls est lent, petit; la peau est moins chaude que de coutume; le malade éprouve de temps à autre des chaleurs dans tout le corps, qui sont suivies de froid; la langue est d'un blanc farineux, si je puis m'exprimer ainsi; c'est un caractère constant que j'ai toujours remarqué chez tous mes cholériques : elle est large et légè— rement rosée au bout et autour; les yeux sont un peu enfoncés dans les orbites; ils ont perdu de leur brillant; les urines sont peu abondantes. Tous ces symptômes existent sans fièvre, sans trouble dans la circulation. Il y a absence de la réaction fébrile. C'est un symptôme négatif qui constitue un des signes certains de la maladie. Ce degré du choléra forme, dans certaines lo- calités, toute la maladie. Ce sont les nuances légères de l'épidémie que certains médecins ont appelée cholérine. Il est bien important de ne pas en faire une entité particulière, parce qu'on perd un temps précieux, comme nous le verrons à l'article du traitement.

Plusieurs des signes de cette période avaient existé pendant un ou deux jours. Le malade, pendant tout le temps que dure les symptômes de ce degré, peut continuer ses occupations ordinaires ; il ne se croit pas malade ; souvent il n'appelle pas le médecin.

Cette période du choléra peut durer trois jours, elle ne dépasse pas ce temps ; elle peut aussi n'exister que dix, vingt ou trente heures. Je l'ai toujours remarqué chez les cholériques qui étaient tués dans deux ou six heures par les chaleurs. J'ai souvent reconnu que trois heures suffisaient pour terminer les deux dernières périodes entre l'invasion du deuxième degré et la fin brutale de cette affection : ces exemples sont très-communs en Asie, tandis que dans notre pays, ils sont rares. J'ai vu deux cholériques mourir, l'un dans trois heures, et l'autre dans quatre, à la suite d'un accès de colère, après avoir été atteints pendant deux jours des symptômes de la première période.

DEUXIÈME DEGRÉ.

Tous les symptômes précédens existent à un plus haut degré, avec les modifications suivantes :

La diarrhée ou les vomissemens sont plus forts, les matières rendues sont noires ou d'un blanc laiteux, ressemblant à une décoction de riz, mêlée de parties albumineuses. Ces liquides sont quelquefois mélangés de couleurs verdâtres, grises ou noires. L'évacuation de ces matières se fait hors de l'estomac ou des intestins avec rapidité et une force qui étonne les assistans, malgré que le malade soit dans un état de grande faiblesse. L'oppression est plus forte vers l'épigastre ; les douleurs sont générales dans le ventre ; la soif est intense ; la langue est froide, elle est d'un blanc farineux bien prononcé, recouverte d'une matière visqueuse blanche qui n'incommode pas le malade et qui est pour lui sans odeur ni saveur. Les fourmillemens des extrémités sont remplacés par des crampes qui sont d'abord légères, puis fortes aux extrémités inférieures ; la figure est d'un rouge bleuâtre ou noirâtre, elle est gonflée ; les yeux sont éblouis. Ces derniers symptômes sont plus marqués, si la congestion est dans le ventre, surtout vers le foie. Si celle-ci s'établit vers les poumons, il existe des crampes dans les bras, un point de côté avec une forte difficulté de respirer. Après un temps plus ou moins long de la persévérance de ces derniers symptômes, il se manifeste un crachement de sang, accompagné de toux. Le pouls devient petit et fréquent ou se déprime facilement; les yeux s'enfoncent dans les orbites, les urines sont rares, ou bien elles ne coulent qu'en petite quantité et difficilement, souvent accompagnées de douleurs. La peau se refroidit chez certains sujets; la cyanose s'établit; la peau prend la couleur d'un rouge cuivré ou d'un bleu noir; tout le corps se refroidit; la peau se ride principalement aux mains, elle est comme étant vide des fluides qu'elle contenait; il en résulte des plis qu'on peut augmenter à volonté et qui restent. Ce symptôme est propre au choléra, il est un des plus constans et des plus caractéristiques de cette maladie. Le malade éprouve des angoisses universelles, il veut se lever, il ne trouve aucune place qui lui soit commode.

Cette période est plus courte que la première; elle peut ne durer que quelques heures, comme elle peut aussi s'étendre plusieurs jours. Le terme moyen de sa durée est de douze heures; après ce temps, si le traitement n'a pas réussi, les symptômes du troisième degré s'établissent.

TROISIÈME DEGRÉ.

Les symptômes ci-dessus sont plus intenses. On remarque les particularités suivantes :

La diarrhée est involontaire; les vomissemens sont abondans, accompagnés de douleurs très-fortes; les crampes sont intenses, d'autres fois elles n'existent plus; les extrémités inférieures et supérieures sont froides, tandis que le reste du corps est encore chaud; le pouls a cessé de battre; la figure est affaissée, décomposée, elle est hippocratique. Tous les traits sont grippés; suppression des urines, la sécrétion ne se fait pas. Les yeux sont retirés dans les orbites; la voix est éteinte. A peine le malade peut-il se faire entendre. La langue est très-froide; la soif est portée au plus haut degré d'intensité. Dans plusieurs cas la peau de la figure et des extrémités, et quelquefois dans sa totalité, a une teinte plombée, noirâtre ou bleuâtre; le froid des extrémités gagne de plus en plus le centre; la mort arrive sans que le cholérique perde un instant la connaissance.

Pendant tout le temps de la maladie, dans l'une de ces trois périodes, le malade conserve intactes toutes ses facultés intellectuelles, il s'inquiète même peu de son état. Chez la majeure partie des individus atteints par cette terrible affectation, la mort les surprend sans qu'ils s'en doutent.

Ces périodes peuvent arriver avec plus ou moins de rapidité, et souvent avec une espèce de confusion qui n'est bien démêlée que par le médecin qui a l'habitude de soigner des cholériques. Il est bien important pour le traitement de distinguer les phases de cette maladie.

NÉCROSCOPIE ET SIÉGE DU CHOLÉRA.

En général, les désordres pathologiques qu'on observe chez les cadavres des cholériques, sont d'autant p.us prononcés que le malade a été plus long-temps atteint. Chez ceux qui meurent promptement, et sans avoir subi la période de réaction, les phénomènes pathologiques sont moins visibles.

L'état extérieur du cadavre d'un cholérique a des signes particuliers qui sont propres à cette maladie.

La peau est souvent violette, surtout aux extrémités, à la tête et aux parties génitales. Les yeux sont retirés dans les orbites. Il y a amaigrissement à la figure et aux mains, qui paraissent comme avoir été macérées dans de l'eau.

Le choléra peut avoir son siége dans un des organes des trois cavités.

Les viscères abdominaux sont ceux qui sont le plus souvent atteints.

Le canal digestif est celui de tous les or-ganes qui est le plus fréquemment affecté, et dont les altérations pathologiques occasionnent le plus souvent la mort. J'ai fait onze ouvertures de cadavres; dans toutes j'ai toujours trouvé une inflammation gastro-intestinale plus ou moins intense. Dans certains cas, elle n'était pas assez

forte pour amener la mort ; mais elle existait toujours à un degré plus ou moins fort.
Elle est moins prononcée quand il y a une
congestion cérébrale ou pulmonaire.

J'ai fréquemment remarqué une congestion
dans les artères du mésentère, des intestins et
de l'estomac. Toutes les fois que la cyanose
existait, j'ai trouvé une congestion au foie ;
les artères hépatiques et la veine-porte étaient
gorgés de sang ; l'intestin duodenum était
aussi enflammé et gorgé de sang. Dans ce
cas, les matières rendues par les selles, sont
blanches. J'ai observé chez les cholériques
cyanosés, les vomissemens blancs et le flux
de même nature. Ceci s'explique fort bien.
On sait que dans les affections chroniques et
aiguës de ces organes qui ne sont pas cholériques, les malades rendent des selles blanches.

L'estomac est souvent contracté ; il contient
fréquemment un liquide épais, blanchâtre,
quelquefois sanguinolent, verdâtre ou jaunâtre.
J'ai souvent trouvé des exudations sanguines
accompagnées d'ecchymoses. Les intestins sont
plus ou moins rouges. La variété la plus

fréquente de l'inflammation que j'ai rencontrée, est le gonflemement des follicules, semblables à de petites glandes rouges et couvertes d'une matière blanche et visqueuse. C'est surtout vers la partie inférieure des intestins grêles qu'on observe ces désordres au plus haut degré. Quand la maladie a duré plus de trois jours, j'ai trouvé un ramollissement bien notable des membranes.

Presque toujours, j'ai rencontré des vers lombricoïdes dans les intestins, surtout chez les enfans.

Les gros intestins m'ont moins souvent offert des traces inflammatoires que les petits. Ils contiennent toujours un liquide plus ou moins cholérique. J'ai rencontré plusieurs places noires et gangrénées.

Les reins sont aussi quelquefois le siége d'une congestion sanguine bien prononcée.

La rate ne m'a rien présenté de particulier.

Chez un cadavre, j'ai trouvé un épanchement de sang dans l'abdomen.

CONGESTION CÉRÉBRALE.

Le choléra produit fréquemment des congestions cérébrales chez les enfans. Tous ceux que j'ai vus périr de cette maladie, en étaient affectés. J'en ai peu remarqué chez les adultes ; mais plus souvent chez les vieillards , surtout chez ceux adonnés aux boissons alcooliques, principalement à l'eau-de-vie.

Il est bien important chez les cholériques qui n'ont pas douze ans , de faire attention à cette congestion , afin de diriger promptement la médication convenable.

J'ai vu beaucoup d'enfans être atteints , après quelques heures d'invasion du choléra , d'une congestion intense au cerveau. Souvent même après que celle de l'abdomen avait paru céder, le flux et le vomissement avaient disparu. De même chez les adultes qui ont eu la cyanose à un haut degré, la congestion cérébrale arrive ; ils périssent quelquefois de cette affection, au moment où l'on se flattait d'avoir vaincu la congestion de l'abdomen, et qu'on espérait avoir obtenu la guérison.

Les méninges sont injectées, remplies d'un sang noir. Chez les enfans principalement, les ventricules du cerveau contiennent de la sérosité ; la pulpe est dure, ferme et paraît avoir plus de consistance que dans l'état physiologique.

La moëlle épinière m'a toujours présenté peu d'altérations visibles. Chez un jeune homme, j'ai trouvé les membranes de cet organe gorgées de sang.

CONGESTION PULMONAIRE.

Des trois cavités, la poitrine est celle qui est le moins souvent le siége de la congestion cholérique. Les poumons sont mous, paraissent vides d'air ; ils ont une couleur noire ou violette ; les vaisseaux sanguins de ces organes sont gorgés d'un sang noir. J'ai souvent trouvé le cœur gonflé, rempli de sang ; chez un vieillard j'ai remarqué une tache rouge sur le côté gauche de cet organe et sur l'oreillette du même côté. Les veines et les artères sont remplies d'un sang liquide plus noir dans les veines que dans les artères. Les poumons sont, de tous les organes atteints par le choléra, ceux qui m'ont le moins souvent présenté de désordres.

J'ai cependant remarqué des individus affectés du choléra, qui avaient une congestion pulmonaire, simulant une pneumonie. Le fait suivant vient à l'appui de cette opinion.

Madame Lafrance, de Saint-Nicolas, était dans son dernier mois de gestation, lorsqu'elle fut prise tout-à-coup par les symptômes suivans :

Le 14, elle eut un sentiment pénible à la poitrine, accompagné de difficulté de respirer, une oppression étouffante, des crampes très-fortes dans les bras ; les yeux enfoncés dans les orbites ; la peau presque froide ; la langue froide et blanche ; le pouls plus fort que de coutume, accéléré ; la soif un peu augmentée ; des coliques légères.

Le 15, ces symptômes ayant augmenté, produisirent l'accouchement qui fut terminé heureusement. Après celui-ci, les phénomènes de la congestion pulmonaire augmentèrent ; l'oppression fut plus grande ; les crampes plus aiguës. Un point au côté droit et un crachement de sang très-fort, se sont manifestés. La peau est devenue presque froide. Les yeux se sont enfoncés dans les orbites. Il survint des vomissemens de matières blanches, semblables à du riz ; point de rougeur aux pommettes, ni les autres signes de la pneumonie. Je fis de suite pratiquer une forte saignée, qui fut renouvelée quatre heures après. Douze sang-sues furent posées sur le côté douloureux. Du sable chaud fut appliqué sur les extrémités inférieures ; un cataplasme émollient fut mis sur la poitrine ; eau presque froide pour boisson, prise par cuillerées à café, chaque heure*.

---

* Je crois que c'est seulement ici le cas d'employer le froid dans les inflammations de la poitrine. Le docteur

Le 16, amélioration marquée; crampes moins intenses; crachement de sang moins fort; oppression diminuée; l'écoulement des lochies est abondant. Je fis encore poser vingt sang-sues sur le côté droit, parce que le point se faisait encore sentir dans cet endroit; après j'y plaçai un large vésicatoire. Le 17, les symptô-mes pectoraux sont dissipés; les crampes et le point de côté sont tout-à-fait disparus, à l'ex-ception du crachement de sang qui continue encore; mais il est moins fort, la chaleur est rétablie. Je fis continuer l'eau et l'application du sable chaud aux pieds. Le vésicatoire fut pansé avec du cérat; l'amélioration continue de jour en jour. Le 26, la malade est guérie radicalement; la sécrétion du lait se maintient assez pour nourrir l'enfant, malgré les fortes

Campagnano, de Naples, dans un Mémoire sur les effets thérapeutiques du froid dans les maladies inflammatoires de poitrine, lu à l'Académie médico-chirurgicale de Naples, emploie la limonade glacée chez les pneumoniques et les pleurétiques. Il va plus loin, il les plonge dans un bain froid. (Voir l'analyse de ce Mémoire dans le *Journal des Connaissances médico-chirurgicales*, page 241.)

évacuations sanguines et la diète rigoureuse qui fut sévèrement maintenue. De cette observation, je tirerai les considérations suivantes :

Cette maladie était bien un choléra avec congestion dans le parenchyme des poumons, simulant une vraie fluxion de poitrine ; les crampes des bras ; les yeux enfoncés dans les orbites ; la figure presque froide ; l'absence de la fièvre ; la langue froide et les vomissemens de matières blanches, sont les symptômes propres au choléra. Tandis que l'oppression, le crachement de sang, le point de côté, sont propres à l'inflammation des poumons avec congestion. Le pouls tenait des deux maladies, il était plus fort que chez un cholérique ordinaire ; mais il avait la fréquence de celui d'un cholérique.

On doit aussi remarquer l'absence des autres symptômes propres à une vraie inflammation du poumon, tels que la rougeur des pommettes et de la face, la sueur et l'haleine chaude, etc., etc.

Dans le traitement, je n'ai point eu égard à l'accouchement ; j'ai fait deux saignées et posé quarante sangsues, le tout dans l'espace de deux jours, malgré l'écoulement du sang et des lochies après les couches.

Chez ce malade, l'inflammation gastro-intestinale était faible. Cependant elle existait encore, puisque la soif était un peu augmentée, et que cette femme éprouvait des coliques légères. La forte congestion pulmonaire a agi révulsivement sur celle des intestins, elle en a diminué l'intensité.

En analysant tous les symptômes et tous les désordres pathologiques qui caractérisent le choléra, principalement ceux qui le distinguent des autres affections auxquelles l'espèce humaine est sujette, on reconnaît facilement tous les signes propres aux congestions des viscères.

Le fourmillement des membres, la douleur à l'épigastre, les éblouissemens, le dérangement de la circulation, le teint cuivré, les crampes, les flux et les vomissemens abondans, le froid des membres, les rides de la peau, l'espèce de dessèchement des extrémités, surtout des mains : tous ces symptômes coïncident avec les phénomènes pathologiques que je viens de décrire. On ne peut révoquer en doute une concentration de tous les fluides vers les organes splanchniques. Cet état a été très-bien décrit par mon ami le docteur Schaken, de Nancy*. Dans un ouvrage plein de vues judicieuses sur le traitement du choléra, il dit : « Quant aux symptômes du choléra lui-même, qui caractérisent l'influence épidémique dans ses degrés les plus élevés, ils sont encore de même nature; ils démontrent tous un état de congestion aux viscères, avec production d'un mode spécial de sensibilité; car ce n'est là ni la congestion active, prélude de l'état inflammatoire, que nous connaissons, ni la stase pure et simple du sang. Cet état de congestion a quelque chose de spécial, il est sans analogie; la sensibilité qu'il développe est aussi un acheminement vers une phlegmasie qui a sa spécialité. Il faut la désigner sous le nom de phlegmasie cholérique; elle aura un jour une place dans les cadres nosologiques. »

Je suis tout-à-fait de l'avis de mon confrère. Si je devais donner un nom au choléra, je l'appelerais une inflammation congestive abdomi-

* Notice sur l'épidémie de Velaine-en-Haye.
Nancy, 1832, p. 17.

nale, ou pulmonaire ou cérébrale, selon qu'elle aurait son siége dans une de ces trois cavités. La spécialité de cette maladie existe dans la congestion qu'elle produit.

DIAGNOSTIC ET NATURE DU CHOLÉRA.

Ce qui distingue le choléra d'une autre maladie, c'est la congestion aux viscères, qui amène promptement la mort, en produisant des symptômes qui n'ont aucun rapport avec ceux que nous observons dans la majeure partie de nos maladies graves; tels que la décomposition de la figure dans un temps très-court; la crampe très-forte aux extrémités; le froid glacial; les rides des extrémités, surtout des mains, principalement chez les vieillards ou les adultes.

Un signe qui distingue surtout l'inflammation cholérique d'une autre phlegmasie, c'est
l'absence de la fièvre. C'est ce qui a fait dire
à plusieurs médecins qu'il n'y avait point d'inflammation dans le choléra, surtout dans l'espèce qu'ils ont appelée froid, dans lequel le
pouls est presque nul, ou nul tout-à-fait; la
peau est d'un froid glacial, et quelquefois cya-
nique; la face est très-affaissée; la langue est
pâle et froide; les mains et les pieds sont comme
desséchés. Ils disent que dans ce cas, on doit
administrer des stimulans. Ils étayent encore
leurs opinions par les symptômes que je viens
de décrire. Ils pensent qu'il faut fortifier les
viscères pour produire une réaction favorable
qui n'aurait pas lieu sans les boissons chaudes et
toniques. Mais ces médecins ne savent pas que
ces symptômes sont produits par l'inflammation congestive; qu'ils ne peuvent céder qu'en
détruisant celle-ci.

De tous les moyens rationnels, la saignée est
celui qui réussit le mieux; en diminuant la
masse de sang, elle empêche l'afflux de ce liquide
vers l'organe congestionné, celui-ci peut se débarrasser et reprendre son état normal; tandis

que si l'on chauffe et si l'on stimule le tube digestif, on y attire encore davantage le sang. *Ubi stimulus, ibi fluxus.* La congestion augmente, et la mort ne tarde pas d'avoir lieu avec le cortège de douleurs atroces.

Si le malade est assez heureux pour résister à une médication tonique, il est long-temps en butte à une gastro-entérite aiguë ou chronique à laquelle il peut succomber après vingt ou trente jours de douleurs.

L'examen attentif des désordres pathologiques trouvés sur les onze cadavres qui ont servi à mon investigation, m'a convaincu que le choléra consiste essentiellement dans une inflammation plus ou moins intense, de la membrane gastro-intestinale, avec congestion sanguine des vaisseaux qui y aboutissent, et souvent de tout l'abdomen, de la poitrine et du cerveau, avec ou sans inflammation d'un des organes contenus dans une de ces cavités, selon la durée de la maladie, la gravité et le traitement employé, dépendant d'une cause première qui nous est complètement inconnue.

PRONOSTIC.

—

Le choléra est une des maladies les plus dangereuses dont l'espèce humaine est affectée. Le danger est d'autant plus grand que le malade reçoit moins promptement des secours. Il est moins grave au premier degré, plus au deuxième, et la chance des succès est peu favorable quand le cholérique n'est soigné que lorsqu'il est atteint au troisième degré.

Le danger varie aussi selon qu'on emploie tel ou tel traitement. Si le choléra est abandonné à lui-même, il se termine toujours par la mort. De tous ceux que j'ai vus qui n'ont pas été soignés, aucun n'a été guéri. Cette remarque a déjà été faite par plusieurs autres médecins. Mieux vaut user d'un traitement irrationnel que de ne pas en employer du tout. Par celui-ci, on dérange, on contrarie la congestion cholérique, tandis que si on l'abandonne à elle-même, elle se forme et ne manque pas de faire périr l'individu atteint. Si un traitement mauvais a quelques succès, combien doit-on espérer d'une médication rationnelle ?

Voici le résultat de mon observation selon les degrés de la maladie et d'après le traitement anti-phlogistique que j'ai suivi. J'ai soigné dans onze communes quatre-cent deux cholériques, j'en ai perdu soixante-un, ce qui fait quinze par cent. Dans ce nombre, je n'en ai perdu qu'un sur dix-neuf environ, lorsque j'ai été appelé dès le début, aussitôt l'apparition des symptômes du premier degré, tandis que j'en perdais un sur trois environ lorsque le malade ne recevait mes soins qu'au deuxième degré ; et je n'en réchappais qu'un sur dix, quand ils étaient atteints des symptômes du troisième degré, lors-qu'à cette époque seulement ils recevaient les premiers secours. Je n'ai guéri qu'un seul ma-lade lorsque le sang ne coulait plus par la veine. Dans tous les autres cas semblables, la mort est toujours arrivée.

Voici comme je les ai classés sur mes notes, d'après les époques auxquelles je les soignai, savoir :

Vingt-deux m'ont appelé au dernier degré, et

n'avaient encore reçu aucun secours; j'en ai perdu 20

Quatre-vingt-quatre ont été soignés au deuxième degré; j'en ai perdu... 27

Et deux cent quatre-vingt-seize ont reçu mes soins au premier degré; j'en ai perdu.............. 14

Total : 402 malades, dont..... 61 morts.

Par un traitement mixte, c'est-à-dire, par le traitement antiphlogistique, appliqué dès le début, contrarié et paralysé par les échauffans et par les purgatifs, comme j'ai malheureusement eu lieu de l'observer à Haraucourt, la moitié des malades périssaient, quoique soignés dès le début. Le traitement par les vomitifs et les purgatifs en perdait deux sur trois, quand il n'y avait point d'évacuations sanguines pratiquées, soit avant ou après les purgatifs ou les vomitifs. La cessation du pouls, le froid glacial, les crampes fortes, les évacuations blanches, ne sont pas toujours des symptômes mortels, quand on emploie de suite un traitement antiphlogistique; mais la mort est certaine, quand les crampes existent avec le flux et le vomisse-

ment des matières blanches et le froid des ex—
trémités , conjointement avec les rides de la peau
des mains, quand surtout celles qu'on forme
restent et qu'il y a décomposition de la face ,
et que le sang ne coule plus par jet après la
section d'une veine.

J'ai déjà dit que les femmes guérissent en
général plus facilement que les hommes. Elles
sont généralement moins fortement atteintes que
ceux-ci.

Les enfans sont aussi souvent affectés que les
adultes ; la chance du succès est la même. Les
vieillards périssent plus promptement et sont
moins faciles à guérir , parce qu'ils sont souvent
atteints d'inflammations chroniques du système
vasculaire qui facilitent les congestions sanguines et
les rendent plus graves. Quand ils en sont exempts,
ils guérissent aussi facilement que les adultes.
J'ai, à Burthecourt, un vieillard de 83 ans, qui
a été atteint du choléra au troisième degré, et
qui a été guéri. J'ai soigné plusieurs octogénaires
au premier et au deuxième degré, qui ont été
sauvés aussi promptement que les adultes.

Toutes les maladies antécédentes sont d'un
mauvais augure ; on a moins de chances de

succès. On doit se dépêcher d'agir ; les phlegmasies chroniques du canal intestinal sont les plus funestes.

Après avoir donné le résultat de ma pratique, je crois devoir joindre le tableau de la mortalité causée par le choléra, en France, depuis son invasion jusqu'au 1er février, extrait, en 1833, du rapport fait à la chambre des députés par le docteur Virey, député de la Haute-Marne.

D'après les documens transmis à la commission par le ministère, cinquante départemens ont été attaqués par le choléra asiatique ; mais dans sept, il ne s'est déclaré qu'un très-faible nombre d'accidens. Les départemens situés au midi, ont généralement moins souffert que ceux du nord, et ceux de l'ouest, à quelques exceptions près, moins que ceux de l'est.

La proportion des morts a rarement dépassé la moitié des malades ; communément, on perdait le tiers, ou un peu davantage. Toutefois les départemens dans lesquels il y a eu moins d'accidens cholériques, ont vu proportionnellement plus de cas meurtriers.

La marche de l'épidémie, débutant à Calais le 15 mars, s'est déployée, le 22, à Paris, avec une violence long-temps croissante. Puis, elle a bientôt envahi les départemens de Seine-et-Oise, de l'Aisne, de Seine-et-Marne, de l'Yonne, du Loiret, du Nord, de la Seine-Inférieure, où elle exerça d'affreux ravages; mais à mesure qu'elle se dispersait, en rayonnant vers la Marne et l'Aube, la Somme, la Meuse, la Moselle et la Meurthe, elle semblait diminuer d'énergie en immolant moins de victimes. Cependant le Finistère et les Côtes-du-Nord, la Gironde et quelques autres départemens épars où divers accidens apparaissent encore, ont subi des pertes assez nombreuses à proportion de leurs malades.

La totalité des malades atteints du choléra spasmodique, jusqu'aujourd'hui, pour toute la France, a été évaluée à 230,000 personnes environ, de tout âge et de tout sexe. La totalité des décès, connus de l'administration, s'élève à 95,000, en y comprenant ceux du département de la Seine, comptés pour 21,531.

Aujourd'hui (22 mars), la mortalité reste inférieure à la proportion moyenne ordinaire.

TABLEAU

Des effets du Choléra en France,

DEPUIS SON INVASION JUSQU'AU 1er JANVIER 1833

(Militaires exceptés).

ÉPOQUES de L'INVASION.	DÉPARTEMENS.	Nombre des MALADES.	Nombre des MORTS.
1832. Mars. 15	Pas-de-Calais . . .	11,508	4,603
24	Seine	44,811	21,551
28	Seine-et-Oise. . . .	9,992	4,514
Avril. 1	Aisne	12,953	5,858
2	Seine-et-Marne. . .	21,072	6,915
5	Yonne.	9,052	5,262
5	Loiret.	2,647	1,522
5	Ardennes..	759	562
5	Nord	11,542	5,567
6	Oise.	7,665	4,409
8	Seine-Inférieure.. .	6,401	5,012
8	Eure-et-Loire. . . .	1,875	946
8	Loir-et-Cher	1,212	619
8	Orne..	561	170
11	Marne.	23,077	6,834

ÉPOQUES de L'INVASION.	DÉPARTEMENS.	Nombre des MALADES.	Nombre des MORTS.
1852. Avril. 11	Aube	4,457	2,140
11	Indre	556	180
12	Eure	2,025	846
12	Somme	7,950	5,096
12	Haute – Marne. . .	6,940	1,880
13	Loire – Inférieure. .	1,048	515
16	Meuse.	11,516	4,192
19	Côte-d'Or.	1,158	570
19	Indre-et-Loire. . .	654	550
23	Manche	748	527
25	Deux-Sèvres	94	69
27	Moselle	5,572	2,002
Mai. 5	Vosges.	1,483	791
4	Meurthe.	5,550	1,549
8	Maine-et-Loire. . .	1,564	549
9	Côtes-du-Nord . . .	2,910	1,196
10	Nièvre.	1,649	852
11	Finistère.	5,805	2,929
12	Cher.	107	73
Juin. 10	Allier.	8	6
16	Haute-Saône. . . .	278	126
18	Calvados.	751	546

ÉPOQUES de L'INVASION.	DÉPARTEMENS.	Nombre des MALADES.	Nombre des MORTS.
1832. Juillet. 10	Vendée	671	403
Août. 4	Gironde.	479	351
6	Mayenne.	250	9
6	Charente-Inférieure.	1,442	858
18	Ardèche.	55	55
25	Isère.	26	15
50	Charente.	25	16
51	Lot-et-Garonne. . .	560	214
Sept^re. 5	Ille-et-Vilaine. . . .	550	214
14	Drôme.	1	1
15	Gard	17	10
20	Morbihan	658	244
28	Bouches-du-Rhône.	456	259
	Total général. .	229,554	94,666

TRAITEMENT DU CHOLÉRA.

—

De toutes les maladies, le choléra est celle dont le traitement est le plus facile à faire observer, même par les personnes étrangères à l'art de guérir.

Là où le médecin est vraiment utile aux cholériques, c'est lorsqu'il arrive assez à temps pour empêcher la congestion. On peut presque toujours le faire dans le premier degré du choléra, au moyen de la saignée, des sang-sues, de la chaleur extérieure et de l'eau froide ou de la glace. M. Broussais dit, dans son ouvrage sur le choléra—morbus épidémique* : « Nous demandons maintenant, si dans le cas où le choléra—morbus serait arrêté, dans son début, par une médication appropriée, on serait, en bonne logique, en droit de faire

* Paris, 1832, p. 44.

une maladie particulière de ces sortes de cas? Je ne le crois point, et voici mes raisons : les symptômes sont les mêmes dans les cholérines; car c'est le mot, que ceux du début du choléra complet ; il est impossible de prouver que les cholérines arrêtées ne seraient pas devenues des choléras. On répondra : mais si quelqu'un est en route pour se jeter à la rivière, qu'un ami l'arrête et fasse disparaître les causes de son chagrin, écrirez-vous qu'il s'est jeté à la rivière? Non certes; mais il n'est pas moins vrai que s'il n'avait pas été arrêté, il s'y serait jeté. C'est précisément le cas des cholériques dont on arrête la maladie. Ils se précipitaient vers la mort : vous les avez retenus, mais la marche vers la mort était déjà commencée. »

Il est bien important pour le succès du traitement des cholériques de ne pas faire une entité particulière des premiers symptômes du choléra, qui ont été improprement appelés cholérine, comme le remarque très-judicieusement M. Broussais. Car si vous les abandonnez à eux-mêmes, ils peuvent promptement amener la mort. J'ai eu lieu de m'en convaincre dans ma pratique.

Lorsqu'on n'a encore à combattre que les symptômes du premier degré, c'est alors qu'on obtient un grand succès. J'écrivais dans un journal du département de la Meurthe : « On croit généralement le choléra-morbus plus mortel qu'il ne l'est en réalité. L'expérience a prouvé qu'il ne fait pas plus de victimes qu'une autre inflammation forte, pourvu qu'on le soigne dès le début. Ma pratique me l'a confirmé dans douze communes où j'ai été appelé pour soigner des cholériques. Le succès que j'ai obtenu à Tonnoy, en ne perdant que quinze individus sur quatre-vingt-dix-huit malades, tous atteints du choléra, mais dont une grande partie a été saignée d'une manière préservative, et dès le début de la maladie, a justifié mon opinion. »

La saignée est de tous les moyens employés contre le choléra celui qui a le plus de succès et qui m'a constamment le mieux réussi. La congestion cholérique aux viscères étant ce qu'il importe le plus d'enlever pour prévenir la mort, est efficacement combattue par ce moyen ; c'est d'ailleurs celui qui a toujours été employé dans tous les temps et par la majeure partie des médecins. M. Broussais dit : « Si l'on pouvait dégorger le tube digestif du sang qui le remplit avant que le malade fût à l'agonie, on le sauverait presque toujours; mais comme le mouvement circulatoire de ce fluide est arrêté par l'irritation du cœur (consécutive à celle du tube digestif), ces émissions sanguines sont impraticables, et les douleurs et les convulsions, et surtout l'oxigénation du sang, amènent la mort, malgré tous les soins du médecin*. »

Ainsi, l'on voit que le sang joue un grand rôle dans le choléra, soit par sa nature, soit par sa présence. Je pense aussi comme le docteur Schaken, de Nancy, qui dit que ce liquide est trop excitant, qu'il n'est plus en rapport convenable avec la sensibilité des organes. Il est nuisible par sa présence en trop grande quantité dans certains viscères, en y produisant une congestion qui dérange et altère les fonctions de l'organe, ce qui a souvent lieu dans le canal intestinal. Il en résulte un trouble dans les fonctions de tout le tube digestif et un dérangement total. De là arrivent les vomissemens, les flux, et ensuite la sur-excitation vers le cerveau, ce qui simule

* Ouvrage cité, p. 106.

la congestion de ce viscère, et qui peut même y donner lieu. J'ai déjà dit que chez les adultes les autopsies m'ont prouvé que les désordres dans le crâne sont plus rares que ceux des organes digestifs. C'est ce qui confirme qu'on doit plutôt s'attacher chez ceux-ci à combattre les affections du ventre que celles de la tête.

Je saignais mes cholériques dès que j'étais appelé près d'eux. Quand ils étaient froids, ou dans un état d'asphyxie, qui ne permettait pas même au sang de couler, je laissais la veine ouverte, afin que le sang sortît aussitôt que la chaleur était revenue. Je faisais mettre près du malade une sage-femme ou un un infirmier intelligent qui était chargé de ce soin, quand je ne pouvais le faire moi-même. Je me suis toujours bien trouvé d'en agir ainsi.

Immédiatement après la saignée, je faisais appliquer de douze à vingt sangsues, selon les forces et l'âge du malade, soit à l'épigastre, quand il y avait vomissement, ou à l'anus, s'il y avait flux. Chez les enfans, j'en appliquais moins, et aux mêmes lieux, selon la variété des symptômes; mais chez eux, j'en posais toujours au cou, l'expérience m'ayant prouvé que chez ces

derniers la congestion a le plus souvent son siège
au cerveau. Toutes les autopsies que j'ai faites
sur les enfans, m'ont démontré que la mort
avait été occasionnée par l'affection cérébrale.
Je me suis toujours bien trouvé d'appliquer deux
ou quatre sangsues au cou ou derrière les
oreilles, en même temps que je faisais poser le
même nombre de ces animaux à l'épigastre ou à
l'anus, dans le début du choléra.

En faisant promptement usage de la saignée
et des sangsues, en même temps on arrête souvent la congestion cholérique, et même on est
quelquefois assez heureux pour empêcher que l'inflammation ne se généralise dans le tube digestif
et se propage, soit au cerveau ou à la poitrine,
sur le cœur ou même sur les poumons. Alors on
n'a pas tous les phénomènes du 2ᵉ et 3ᵉ degré,
surtout les crampes. Celles-ci sont de tous les
symptômes du choléra les plus douloureux et
ceux qui amènent la mort le plus promptement,
soit par l'excès des douleurs qu'elles occasionnent,
soit par les désordes qu'elles produisent. Je les
ai vues céder souvent comme par enchantement,
après une saignée et aussitôt que les sangsues
coulaient. Aussi ces moyens sont ceux que j'ai

constamment employés avec le plus de succès. J'ai aussi fait usage contre elles des divers linimens vantés par les médecins, tels que ceux composés de térébenthine et d'ammoniaque ; j'en ai obtenu peu d'avantages, les malades finissant d'ailleurs par s'en fatiguer ; le vin chaud, remède qu'on trouve partout et tout de suite, est le moyen que j'ai le plus souvent employé et qui m'a le mieux réussi, avec lequel je frictionnais les jambes, les cuisses, le dos et les bras.

Après les évacuations sanguines, je me suis servi de la chaleur extérieure appliquée sur les extrémités inférieures. Je l'obtenais promptement au moyen du sable chaud mis dans des linges, posés sur la totalité des cuisses et des jambes. Ce moyen m'a rendu de grands services. Cette chaleur fait revenir les fluides vers l'extérieur, surtout s'ils ne sont pas retenus dans les organes par une inflammation déjà existante. Il en résulte une sueur plus ou moins abondante, qui arrête les progrès du choléra et empêche les symptômes du 2ᵉ degré d'avoir lieu, quand toutefois il n'existe pas encore dans un des organes des trois cavités une inflammation qui retient le sang. Dans ce cas-ci, la chaleur extérieure n'est plus utile ; les malades même ne peuvent plus la supporter ; ils jettent tous les corps chauds qu'on leur présente.

La chaleur doit être employée principalement dès le début de la maladie, quand la diarrhée commence, ou que le malade éprouve des étouffemens ou un des symptômes que j'ai décrits dans le 1er degré.

Les médecins physiologistes, disent MM. Broussais et Scoutetten, écoutent le cri des organes souffrans. C'est une belle pensée qui doit s'appliquer dans toute sa force au traitement du choléra. Le malade vous dit : « Je brûle. » Si pour éteindre le feu interne qui le dévore, vous lui donnez des échauffans ou des boissons chaudes, ou plus que cela, comme je l'ai vu dans un village, vous lui donnez des vomitifs, des purgatifs drastiques, vous le faites souffrir horriblement, vous augmentez les douleurs atroces qui peuvent le tuer dans un temps très-court ; tandis qu'en écoutant attendivement le cri des organes souffrans, vous donnez de l'eau froide ou de petits morceaux de glace *, vous éteignez ce feu interne qui

* Je ne veux pas examiner ici de quelle manière la glace

dévore le malade, vous calmez l'inflammation, et vous empêchez qu'elle ne se propage ou qu'elle ne passe à un organe contenu dans une autre cavité.

J'ai banni de ma pratique tous les médicamens échauffans, même les plus légers, tels que le tilleul, la mélisse, la menthe et tous les autres remèdes vantés comme des spécifiques. J'ai toujours vu que les vomitifs et les purgatifs ont augmenté les symptômes ; les narcotiques employés par la voie de l'estomac, ne m'ont point réussi ; je les ai supprimés dès le commencement du traitement. Je me suis mieux trouvé d'insister avec persévérance sur la médication antiphlogistique. J'ai donné l'eau très-froide, prise par cuillerées et à des époques plus ou moins éloignées, selon que les vomissemens se répétaient. Pendant ceux-ci, je ne donnais qu'une cuillerée à bouche d'eau froide chaque heure, ou un petit morceau de glace chaque dix minutes. J'augmentais la dose de la glace ou

agit sur le canal intestinal des cholériques ; je dirai seulement que l'expérience m'a prouvé qu'elle était salutaire , et que tous les malades qui en ont fait usage , s'en sont tous bien trouvés.

de l'eau, quand les vomissemens avaient cessé.

Après une ou plusieurs applications de sang-sues à l'anus, quand il y avait flux, j'ajoutais de 5 à 10 gouttes de laudanum liquide dans un demi-lavement d'eau de riz, dans lequel je faisais dissoudre une cuillerée à bouche d'amidon. Je cessais le laudanum aussitôt que ce flux avait cédé. Je n'ai jamais employé le remède qu'après avoir tiré du sang. J'ai vu plusieurs exemples de l'effet nuisible de ce médicament, quand on s'en servait avant d'avoir préalablement fait usage des évacuations sanguines convenables.

Quand les symptômes cholériques continuaient, je pratiquais une seconde saignée, si le sujet était fort et sanguin, ou j'appliquais une seconde fois des sangsues. Je secondais ces moyens chez les adultes par des fomentations adoucissantes sur l'abdomen. Chez les enfans, je couvrais leurs pieds d'un cataplasme émollient très-chaud, rechauffé chaque trois heures. En même temps, je faisais usage de la glace sur la tête. J'employais le même moyen chez les adultes, quand il y avait congestion au cerveau.

Dans le 2ᵉ et 3ᵉ degré du choléra, j'ai rarement fait usage des révulsifs, tels que les vésicatoires ou la moutarde, parce que ces moyens ne pouvaient pas déplacer l'inflammation et la congestion existante ; au contraire, ils réagissaient sur celle-ci, et ils l'augmentaient. J'ai eu lieu de m'en convaincre plusieurs fois. S'ils sont utiles au 1er degré, ils deviennent nuisibles au 2e et au 3e.

Je crois devoir conclure que les moyens qui m'ont réussi dans le traitement du choléra au 1er degré, sont : la saignée, les sangsues, le sable chaud, l'eau froide et la glace, ainsi que les révulsifs, tels que la moutarde et les vésicatoires.

Au 2e degré, la réitération des évacuations sanguines, de la saignée ou des sangsues, selon le sujet, et la continuation de l'eau froide, de la glace et des fomentations émollientes sur le ventre.

Au 3e degré, la continuation de l'eau, de la glace et des fomentations émollientes sur l'abdomen, éviter soigneusement les échauffans, les toniques et les révulsifs.

Lorsque les symptômes avaient cédé, une nourriture douce, augmentée progressivement, amenait bientôt, dans un temps très-court, les forces suffisantes pour permettre aux malades de reprendre leurs occupations ordinaires.

TRAITEMENT PRÉSERVATIF.

—

L'observation m'a prouvé que la saignée était un moyen aussi efficace, comme préservatif du choléra, que la vaccine contre la petite vérole. J'ai eu lieu de m'en convaincre dans les douze communes qui m'ont présenté des cholériques. J'ai saigné et fait saigner dans dix villages et dans la ville de Saint-Nicolas, environ deux mille individus, comme moyen préservatif du choléra. Je n'ai perdu aucun de ceux qui ont subi cette opération, faite plus ou moins forte, selon leur âge et leur tempérament. Ce moyen ne préserve pas toujours du choléra, mais il empêche cette maladie chez un très-grand nombre de sujets de se déclarer ; et lorsqu'elle arrive, il rend l'affection cholérique simple et curable, quand cependant le malade suit un traitement antiphlogistique très-intense et rigoureusement observé, et s'il ne contrarie pas l'effet, soit par des toniques fixes, tels que du vin chaud, ou divers remèdes échauffans, tels que du camphre, de l'opium, etc., ou des vomitifs et des purgatifs. J'ai vu, surtout à Haraucourt, des individus qui avaient été saignés et qui, quelques jours après, prenaient un vomitif, être pris par le choléra, et mourir dans quelques heures. C'est pourquoi je dois assurer que la saignée est un préservatif certain du choléra, quand on observe les conditions suivantes :

Vivre d'une alimention douce, légèrement substantielle, prise avec précaution, selon les forces digestives individuelles. Parmi les viandes d'une bonne nature, et les substances végétales, je prescrivais l'usage d'un bon vin mêlé avec de l'eau. Je conseillais avec succès aux gens de la campagne qui sont privés de vin, pendant leurs travaux, de mettre un 10e de vinaigre avec leur eau, ou un 15e d'eau-de-vie, avec recommandation de la laisser un instant dans la bouche, pour qu'elle fût insalivée et qu'elle n'irritât pas l'estomac, surtout s'ils avaient chaud et s'ils étaient couverts de sueur.

J'ai remarqué dans diverses occasions, qu'en buvant à longs traits, surtout si le canal intestinal était déjà un peu irrité, ou s'il était disposé à le devenir par l'influence de l'épidémie, qu'il en résultait un malaise qui disposait l'estomac à s'enflammer, parce qu'une grande quantité de boisson arrivant dans l'estomac sans être insalivée, ne digérait pas bien, fatiguait et enflammait ce viscère. J'ai vu beaucoup de cholériques vomir de suite un demi-verre d'eau ou d'autre tisane qu'ils buvaient vite, tandis qu'ils ne vomissaient pas la même boisson qu'ils avalaient lentement.

Je faisais renouveler la saignée, quand l'épidémie se prolongeait, dès que je m'apercevais que le malade avait récupéré le sang qui lui avait été soustrait par cette opération. Chez les individus d'un tempérament sanguin, j'ordonnais une deuxième saignée, après le 20e jour ; lorsque l'épidémie était forte, les sujets moins robustes pouvaient attendre au 30e jour.

Chez les enfans, j'ai employé les sangsues, comme moyen préservatif du choléra, avec le même succès que la saignée chez les adultes. Je les ai posées à l'épigastre. Une à ceux qui n'ont pas 5 ans, deux depuis 5 ans jusqu'à 10, et quatre depuis 10 jusqu'à 15 ans. A cet âge, je pratiquais la saignée.

Pour que les enfans soient préservés du choléra, à l'aide des sangsues, il faut qu'on observe les conditions décrites plus haut.

La saignée, comme moyen préservatif, a aussi été conseillée efficacement par M. le docteur Schaken, de Nancy. Il l'a pratiquée avec succès à Velaine-en-Haye, pendant les mois de juin et de juillet. Il en a également conseillé l'usage par une de ses lettres, publiée dans le journal du département de la Meurthe *. Depuis, il a publié une Notice sur l'épidémie qui a régné dans ce village, et dans laquelle il recommande ce moyen. Il prend pour épigraphe de son ouvrage : *On peut se préserver du Choléra.* La saignée est le moyen qu'il conseille. Sans savoir que cette opération simple réussissait à mon honorable confrère de Nancy, je l'employais avec le même succès à Tonnoy et à Burthecourt. Ce qui est constaté par mes lettres insérées dans le *Courrier lorrain*, et dans les—

---

* Le *Patriote* du 30 juin.

quelles j'ai rendu compte de l'épidémie qui existait dans ces villages , et des remèdes qui me réussissaient.

J'ai été conduit à employer ce moyen dès les premiers jours de juin. Aussitôt que j'eus pratiqué deux autopsies cholériques , j'ai reconnu que la maladie consistait dans une inflammation intense du tube digestif, accompagnée chez les uns d'une congestion aux viscères abdominaux; chez les autres aux organes pectoraux ou au cerveau : ce qui théoriquement indique l'usage de la saignée et de tous les moyens antiphlogistiques , et contre indique l'emploi des toniques et des échauffans.

Tous les habitans de Tonnoy, me demandant à grands cris un moyen préservatif du choléra , je leur indiquai la saignée , qu'ils acceptèrent presque tous avec empressement. Le succès couronna de suite l'efficacité de ce remède.

D'après mon observation , la cause prochaine du choléra consiste dans un principe qui jusqu'alors nous est inconnu, mais dont la pratique nous confirme qu'il sort d'un lieu ou d'une terre humide, comme je le dirai plus loin. Je me suis bien trouvé , lorsqu'une localité

est infectée, d'en faire éloigner tous les indivi-
qui pouvaient le faire par leur fortune et leur
indépendance. J'ai vu fréquemment toutes les
personnes de la même maison être affectées si-
multanément, parce qu'elles étaient toutes sous
l'influence de la même cause.

Ainsi, aussitôt que le choléra se manifeste dans
une maison, on doit la quitter, et soustraire
les autres personnes à la cause permanente.
Il est donc prudent et très-utile de fuir le lieu de
l'épidémie, non pour éviter la contagion, à
laquelle je ne crois pas, mais pour ne pas
être exposé à recevoir l'impression de la cause
prochaine.

Ce conseil ne doit point s'appliquer aux autorités locales ; elles doivent rester à leur poste,
afin de resserrer le lien social, que la peur tend
à dissoudre aussitôt l'apparition du choléra.
Elles doivent rassurer par l'exemple. Aucune des
autorités des communes dans lesquelles le fléau
s'est déclaré, ne s'est éloignée. Des éloges doivent être donnés à plusieurs administrateurs
pour le zèle et les soins qu'ils ont manifestés
pendant l'existence de l'épidémie.

Le clergé s'est surtout distingué. Tous les

prêtres des communes infectées ont visité, avec une assiduité exemplaire, les cholériques ; ils leur donnaient à tous les consolations d'une morale religieuse, propre à les engager à supporter avec courage les douleurs atroces occasionnées par cette maladie. Ils les visitaient le jour et la nuit, toutes les fois qu'ils croyaient être utiles. Plusieurs se sont rendus infirmiers, ils frottaient les malheureux cholériques et leur faisaient observer religieusement le traitement prescrit. A l'imitation de Belsunce, évêque de Marseille, lorsque la peste désola cette ville, en 1720, ils sacrifiaient pour les malheureux leur bourse, leur temps et leur vie. Plusieurs furent malades. Un d'eux a été la victime de son zèle, M. Kindic, curé à Burthecourt.

M. Kindic n'a cessé, depuis l'invasion du choléra dans sa commune, de prodiguer ses soins aux malades. Il passait tout son temps à les consoler, à faire de la tisane aux plus pauvres, à surveiller que les prescriptions du médecin fussent sévèrement exécutées. Le 10 juillet, il fut atteint lui-même de l'épidémie ; de suite, je voulus le saigner et lui faire suivre le traitement convenable, il s'y refusa, me disant que tant qu'il pourrait se tenir debout, il voulait voir ses malades ; qu'il craignait moins pour sa santé que pour celle de ses paroissiens. Deux jours après, étant atteint des symptômes du dernier degré, il fut forcé de garder le lit. Les secours de la médecine lui furent prodigués ; mais il n'était plus temps. La mort vint terminer, le 13, à deux heures du matin, une vie encore si précieuse.

Ce digne prêtre était aimé de tous ses paroissiens, tous l'accompagnèrent jusqu'à sa dernière demeure, tous mouillèrent sa tombe de leurs larmes.

Honneur à celui qui se sacrifie en soulageant ses semblables ! ! !

Aucune maladie ne préserve du choléra. Plusieurs médecins ont annoncé que la phthisie pulmonaire préservait de ce fléau. J'ai eu diverses fois occasion de m'assurer du contraire. J'ai soigné plusieurs phthisiques qui ont succombé dans six heures au choléra. Les plaies, les ulcères, les cautères et les exutoires ne sont pas plus préservatifs. J'ai vu des individus affectés de plaies, d'autres portant des cautères et des vésicatoires, périr du choléra.

L'emplâtre de poix de Bourgogne est également un moyen inefficace, il ne l'est pas plus qu'une plaie, encore moins, parce que celle-ci, en occasionnant une perte, affaiblit le sujet, elle le prive de sang et pourrait plutôt empêcher la congestion cholérique. L'huile et autres liquides, vantés dans ces derniers temps, n'ont, d'après mon observation, produit aucun succès. J'ai vu des individus avaler de l'huile d'olives par verre, le matin à jeun, avoir la diarrhée par l'effet de ce liquide, et être ensuite atteints du choléra.

COMPLICATION DU CHOLÉRA

AVEC LES AUTRES MALADIES.

—

Les fièvres intermittentes sont de toutes les maladies celles qui viennent le plus fréquemment compliquer le choléra. J'ai eu occasion d'en rencontrer beaucoup pendant l'épidémie ; elles guérissaient facilement par l'administration du sulfate de quinine , quand les symptômes cholériques étaient enlevés.

CONSIDÉRATIONS TOPOGRAPHIQUES

SUR LES VILLES DE SAINT-NICOLAS ET ROSIÈRES ,

ET SUR LES COMMUNES DE TONNOY, BURTHÉCOURT, LUPCOURT,

GÉRARDCOURT, DOMBASLE, ART-SUR-MEURTHE, BOSSERVILLE,

HARAUCOURT, LENONCOURT ET LANEUVEVILLE.

J'ai déjà été à même de sentir la nécessité de bien connaître les localités dans lesquelles j'exerce la médecine. En 1826, j'ai soigné une épidémie à Saint-Nicolas, dont la cause prochaine consistait dans l'impureté des eaux des fontaines de la ville, qui servaient de boisson aux habitans. Les recherches topographiques que j'ai faites, m'ont servi à connaître cette cause, dont la découverte eut pour résultat la cessation de la maladie, parce que je la fis promptement disparaître. Dans l'opuscule que j'ai publié, en décrivant cette affection, je disais : que selon les préceptes d'Hippocrate (*de aëre, aquis et* *locis*), il est du devoir d'un médecin, exerçant dans une ville, d'examiner sa position, la nature du terrain, ses inégalités, sa culture et ses productions ; il doit aussi s'occuper des qualités des eaux, afin de reconnaître leur degré de pureté. Ces observations lui donnent des notions importantes sur les causes des maladies *.

Le choléra est peut-être celle de toutes les affections qui nécessite le plus une connaissance approfondie des localités, en raison de sa cause prochaine, pour qu'on puisse la faire disparaître ou l'affaiblir, en indiquant aux habitans des lieux infectés les préceptes hygiéniques propres à chaque localité, en raison de leur position et de leur nature territoriale, pour bien assainir les lieux malsains, soit en faisant disparaître l'humidité, soit en desséchant les mares ou en comblant les trous, ou en ouvrant des canaux ; en un mot, en indiquant tous les moyens possibles à améliorer l'état sanitaire des lieux infectés.

* Description d'un gastro entérite épidémique, etc., p. 3. *Nancy*, 1826.

SAINT-NICOLAS.

—

Saint-Nicolas, petite ville, située sur la route de Paris à Strasbourg, entre Nancy et Lunéville, exposée au sud-est, a une population de 3,043 âmes. La terre sur laquelle les habitations sont construites est argileuse, ayant un sol humide et pas marécageux. Les maisons sont en général sainement bâties, les chambres en sont larges et hautes ; celles du rez-de-chaussée sont au-dessus du niveau de la terre, elles ne sont point humides ; les fenêtres sont assez multipliées, l'air et la lumière y pénètrent facilement. Presque tous les bâtimens sont posés sur une terre noire, pierreuse, qui a de la consistance, et qui ne retient pas l'eau, ce qui préserve de l'humidité. Il faut excepter de cette condition les maisons qui sont construites sur le bord de la Meurthe, parce qu'elles reposent sur un terrain sablonneux qui les rend presque constamment humides. Aussi, c'est dans celles-ci que le choléra a exercé ses ravages.

La ville est bâtie sur une pente douce qui fait que l'écoulement des égoûts et des immondices a lieu facilement dans la rivière de la Meurthe qui la traverse ; la majeure partie des rues sont larges, l'air y est vif et pur.

Il existe dans cette commune plusieurs manufactures qui consistent dans une fabrique de broderies très-considérable, qui possède à Paris une maison de dépôt pour la vente de ses produits ; dans deux filatures de coton et une de laine, dans six usines à plâtre, dans une huilerie, dans un moulin à blé à trois tournans, et un à foulon. Ces divers établissemens emploient une portion de la classe ouvrière à un travail modéré et peu fatigant, qui met les pauvres à l'abri de la misère, soit par l'argent qu'elles donnent pour le prix de leurs travaux, soit par les secours généreux des chefs de ces fabriques, qui font soigner, à leurs frais, les pauvres malades qui travaillent chez eux. Ces manufactures sont bien faites ; les ouvriers séjournent dans des salles bien aérées ; l'air y est souvent renouvelé ; ce qui fait qu'il n'est point chargé de miasmes méphitiques : il est respiré pur pendant la durée du travail auquel sont assujétis les ouvriers. Aucun de ceux-ci n'a été atteint du choléra.

Saint-Nicolas possède une église magnifique, chef-d'œuvre d'architecture gothique ; c'est un des plus beaux édifices du monde. Le plan en a été conçu en 1495, par un architecte dont le nom nous est actuellement inconnu, mais dont les connaissances sont à envier. La première pierre a été posée, le 14 avril 1496, par Simon Moyset, curé de Saint-Nicolas, qui se trouvait alors propriétaire d'une grande fortune qui lui provenait de ses ancêtres ; c'est ce digne prêtre qui est le fondateur de ce vaste monument. Réné II, duc de Lorraine, étant informé de cette grande entreprise, la seconda avec une générosité qui lui était familière, surtout quand il s'agissait d'une œuvre de piété. Ce prince fit paver le chemin de Saint-Nicolas à Viterne, pour que l'on pût facilement amener les pierres qui étaient tirées des belles carrières de cette commune, et qui étaient nécessaires à la construc-tion de cet édifice. Ce duc permit de prendre,

dans les forêts de son domaine, les bois convenables à la charpente et à l'élévation de l'église.

Le duc René II et Simon Moyset n'eurent pas
la satisfaction de voir l'édifice achevé ; car le premier mourut en 1508, et le second en 1521. A
cette dernière époque, ce bâtiment n'était encore qu'à moitié construit ; les travaux furent
suspendus pendant environ dix années ; après
ils furent repris avec activité par le duc Antoine,
qui, de concert avec les seigneurs lorrains et
les personnes aisées de tous les environs, ainsi
que les nombreux pèlerins qui venaient à Saint-
Nicolas, pour visiter les reliques de ce saint,
contribuèrent à l'achèvement de cette belle église.
Elle fut terminée en 1543, quarante-huit ans
après que la première pierre eut été posée. Cet
espace de temps ne doit pas paraître long,
quand on considère la beauté, la grandeur et
la hardiesse de ce magnifique édifice.

Le cardinal de Lorraine, abbé de Gorze,
laissa, en 1553, les revenus de cette église au
sieur Antoine Got, de Novian, à condition qu'il
l'entretiendrait convenablement. Mais, loin de
remplir cette obligation sacrée, celui-ci fit plusieurs démolitions pendant le temps qu'il fut

en possession des riches revenus de cette église,
qui dura jusqu'en 1580. Il enleva beaucoup de
chevaux et d'autres ouvrages précieux, construits
en plomb massif. La toiture était maintenue par
des lames de plomb très-fortes et très-épaisses,
qui en assuraient la solidité ; elles ont été toutes
enlevées par ce Got, de Novian, qui a soustrait
de ces divers objets cent cinquante mille livres
de plomb. Il a détruit beaucoup d'ouvrages d'architecture qui embellissaient ce monument ; aussi,
il fut dénoncé pour ce vol au souverain, qui le
fit traduire pardevant le procureur général. Celui-ci fit saisir de suite les oblations et les revenus
de l'église et du prieuré, pour payer les dilapidations qui venaient d'être faites dans cet
édifice ; mais toutes ces choses n'ont pas été
remplacées. Malgré ce vandalisme et les ravages
opérés par le feu quatre-vingts après, cette belle
église est encore ornée d'une infinité de figures
allégoriques, faites en pierre de taille, richement
taillées, qui décorent l'extérieur des fenêtres et le
grand portail. Tous les canaux par lesquels s'écoulent les eaux de la plate-forme, sont construits
en pierre de taille, représentant divers animaux.

Cet édifice est d'une longueur de 84 mètres,

d'une largeur de 37, et d'une élévation du sol aux voûtes de la nef de 34 mètres, et du sol à l'extrémité de la tour nord, sans y comprendre la flèche, de 84 mètres. La grandeur et la hardiesse de ses piliers, qui sont au nombre de dix-huit, et qui ont environ 100 pieds de hauteur, doivent être remarquées. La longueur de cette église ne doit pas moins fixer l'attention des architectes; elle forme un coude qui lui donne de la ressemblance à un navire dont les extrémités, la poupe et la proue sont recourbées. Ce vaisseau est vaste, délicat et bien éclairé. Les carreaux étaient tous primitivement composés d'un verre fin, coloré avec diverses couleurs qui forment des portraits et des armoiries des temps les plus reculés. La beauté des couleurs de ces verres ne s'est pas ternie, malgré qu'il y ait près de trois siècles qu'ils sont posés; ils ressemblent à des pierres précieuses, ils produisent une douce obscurité, résultant de la lumière affaiblie qu'ils transmettent et qui les faisaient adopter aux édifices consacrés aux mystères religieux, dont la célébration exigeait un profond recueillement *.

* On croit généralement que le secret de la peinture sur

Dans cette église, il se rencontre quelques difformités ; mais elles ont été faites à dessein, et elles ont leur mérite. Depuis le milieu du chœur, il existe une place destinée à M. le curé de la paroisse, d'où l'on peut voir presque la totalité de l'église. Cette vue est due à l'arrangement des piliers et à la construction particulière de ce bel édifice ; elle est précieuse pour le chef de ce lieu saint, qui peut, sans se déranger, voir tout ce qui se passe dans son église.

Ce beau bâtiment occasionne, par sa masse et sa grande élévation, une ventilation continuelle,

verre est perdu, non-seulement en France, mais en Europe ; cela vient de ce qu'au seizième siècle cet art s'est ressenti de l'immense progrès du dessin ; à cette époque, on décorait les églises avec des tableaux à fresque ou à l'huile, qui demandent une lumière très-vive et pure, pour mieux en apercevoir les beautés. C'est pourquoi on a substitué aux vitraux peints des vitraux en verre blanc. Mais quoique ces causes aient affaibli le goût des verres colorés, elles n'ont pas fait perdre le secret ; car dans le tome 23 de l'Encyclopédie moderne, à la page 502, il est dit : « La peinture sur verre ayant cessé d'être pratiquée en France et les derniers ouvrages exécutés n'offrant pas à beaucoup près les couleurs éclatantes des anciens vitraux, on a cru que le à une distance encore assez éloignée ; ce qui, je crois, a préservé du choléra ; car, malgré que les personnes qui demeurent dans les rues avoisinantes soient en général pauvres et les plus malpropres de la ville, elles n'ont pas été atteintes par le choléra. Les habitans aisés ne séjournent pas dans ces lieux, à cause de l'inconvénient du vent qui y est continuel.

Saint-Nicolas a été jadis célèbre par une belle imprimerie, qui fut établie, en 1518, par Pierre Jacobi, prêtre instruit, possesseur d'une grande fortune, qu'il sut mettre à profit, en établissant des presses superbes et en donnant

secret de la peinture sur verre était perdu ; et malgré les preuves multipliées qu'on a données du peu de fondement de cette opinion, elle s'est conservée avec opiniâtreté. Une seule chose a été momentanément perdue, c'est le procédé de la fabrication du verre rouge sanguin, coloré par le protoxide de cuivre. Dès le temps de P. Levicil, on ne savait plus le faire dans nos verreries. Cependant sa préparation est très-clairement décrite dans Neri. M. P. Robert, de Sèvre, l'a répétée avec succès. Dès 1825, on en avait fait à Choisi, et depuis lors on n'a pas cessé d'en faire. On en fabrique également en grand dans une verrerie des environs de Besançon. »

des caractères d'une beauté supérieure à ceux des autres imprimeurs de son temps. Cette imprimerie a été la première qui fut établie en Lorraine. Depuis un an, nous en possédons une nouvelle qui nous fait espérer que bientôt on n'aura plus à regretter la perte de la première ; car depuis si peu de temps qu'elle est installée, déjà plusieurs ouvrages bien imprimés sont sortis de ses presses.

Cette ville possède un hôpital qui est situé dans une des rues les plus belles et les plus saines ; les salles sont larges et hautes, bien aérées ; les fenêtres y sont multipliées. Il admet tous les malades indigens, tous les vieillards pauvres et tous les orphelins. Dans le même bâtiment, qui est très-vaste, il existe un pensionnat d'aliénés qui a été fondé, il y a environ quarante ans, par sœur Catherine Marteau. Il est un des plus fréquentés du département. Les soins affectueux qui sont prodigués aux malades, par les sœurs de l'ordre de St-Charles, qui le dirigent, et les nombreuses guérisons qui s'y opèrent, contribuent beaucoup à l'état prospère de cet établissement. En outre, des cours spacieuses, des jardins vastes, qui procurent aux aliénés des distractions et qui leur offrent divers objets agréables, propres à divertir leurs âmes et à varier à propos leurs plaisirs, ainsi qu'une belle salle de bains distribuée convenablement, concourent aussi à la cure des maladies mentales.

Notre cité possède encore un pensionnat de demoiselles, dirigé par des dames cloîtrées de l'ordre de Saint-Benoît, dont l'instruction et les vertus contribuent puissamment à former le cœur et l'esprit des jeunes personnes qui leur sont confiées. Cette maison est composée de bâtimens vastes, bien aérés ; elle est aussi parfaitement tenue et très-bien administrée. Elle n'a pas été atteinte par le choléra.

Nous avons aussi plusieurs écoles primaires qui sont dirigées par des maîtres instruits, qui donnent à nos jeunes gens une éducation supérieure à celle que l'on reçoit dans ces sortes d'écoles.

Il existe dans Saint-Nicolas plusieurs tanneries qui donnent au commerce des cuirs d'une bonne qualité, dont la réputation est justement acquise, en raison de l'eau de la Meurthe qui agit d'une manière particulière sur cette marchandise, en lui donnant de la force et de la solidité, ainsi que par l'industrie des ouvriers qui possèdent bien l'art de la tannerie, qui est pratiqué depuis les temps les plus anciens dans cette ville. Aucun des tanneurs n'a été affecté de l'épidémie, quoiqu'ils habitassent des maisons humides et bâties sur le bord de la Meurthe.

Saint-Nicolas a été célèbre dans les quinzième et seizième siècles. Il était plus vaste, il possédait une plus grande quantité de maisons et d'habitans ; il y existait beaucoup d'hôtels très-magnifiquement meublés pour ces temps éloignés. Une rue entière, habitée seule par les orfèvres, qui avaient des magasins richement approvisionnés, a été détruite. Cette rue existait derrière l'église, elle allait depuis le canal du moulin jusqu'à la Grande-Rue ; elle est remplacée aujourd'hui par une ruelle appelée Brudechaux. On y remarque quelques restes de son ancienne célébrité, elle est encore pavée. Dans les jardins qui l'environnent, on trouve, de temps en temps, des pièces d'argenterie qui ont été enfouies dans les débris des maisons, lorsque celles-ci ont été brûlées, sous Louis XIII, par les Suédois, en 1635*.

* Les historiens ne sont pas d'accord sur l'époque de

C'est sous le règne de ce mauvais roi, que la Lorraine, et la ville de Saint-Nicolas en particu-culier, ont été dévastées, pillées et brûlées en grande partie. A ces terribles fléaux succéda la peste qui enleva un grand nombre des habitans. D'après les recherches que j'ai faites sur cette peste, je crois pouvoir assurer que cette grave maladie était le choléra. On l'appelait dans ce temps la peste noire, parce que la majeure partie des malades avaient le teint noir ; ils étaient sans doute cyanosés comme plusieurs de nos cholériques qui périssaient promptement. C'est cette couleur qui lui a fait donner le nom de peste noire. La guerre, la peste et la disette, par suite l'émigration, ont rendu presque déserte la Lorraine, et principalement Saint–Nicolas. Cette dernière ville et les environs ont été les plus exposés, parce qu'ils ont été le siége principal de la guerre et du pillage ; ils ont été affligés des

l'encendie et du pillage de la ville et de l'église de Saint-Nicolas. Les uns disent que ces malheurs eurent lieu en 1655, les autres, tel que Dom Calmet, dans son *Histoire de Lorraine*, tom. 3, p. 522, éd. de Nancy, 1728, les rapporte à la nuit du 4 au 5 novembre 1655.

plus grands malheurs dont l'espèce humaine puisse être affectée. Pour mieux rendre cette position, je vais rapporter le court tableau qui est tracé par M. Henri Étienne, dans son *Résumé de l'Histoire de Lorraine* *. « Louis XIII s'empara alors de presque toute la Lorraine. Ce malheureux pays fut traité avec la plus grande rigueur. Les Suédois surtout, qui formaient un corps auxiliaire de l'armée française, y exercèrent les plus affreux ravages. Les campagnes furent livrées à une soldatesque indisciplinée; les châteaux et les monastères furent incendiés ; enfin, on fit une espèce de désert d'une des contrées les plus peuplées de l'Europe. La famine la plus horrible enfanta des exemples d'atrocités inouïes ; des cadavres d'hommes et d'animaux furent dévorés par des malheureux expirant d'inanition. Plusieurs femmes, à ce qu'on assure, mangèrent leurs propres enfans, et une épouse dévora la chair de son mari. La peste, suite ordinaire de la disette, dura sept ans : la mortalité fut terrible ; les villages étaient si déserts que des bandes de loups avaient établi leurs repaires dans les mai-

* Paris, 1825, p. 222.

sons abandonnées. Le vénérable Vincent de Paule implora la pitié du peuple parisien, et envoya en Lorraine des prêtres qui, distribuant d'abondantes aumônes, tirèrent des angoisses de la mort un grand nombre d'habitans. A peine resta-t-il en Lorraine la quatrième partie de la population. » Dom Calmet* dit « qu'il resta à peine la centième partie des habitans qui l'habitaient auparavant. »

En 1635, Saint-Nicolas était une ville commerçante, qui possédait deux foires franches qui furent, pendant long-temps, le centre du commerce de l'Europe, surtout de l'Allemagne. La foire actuelle de Francfort doit sa célébrité à la chute de celle de Saint-Nicolas. Il existait dans cette ville un hôtel de la bourse, qui était situé près de la place, devant l'ancien couvent des Bénédictins, et qui a subsisté jusqu'en 1780; il s'y faisait des affaires très-considérables. Tous les princes et riches négocians d'Allemagne tiraient à vue sur les banquiers de cette ville, pour des sommes très-fortes **.

* Ouvrage cité, p. 529.

** En 1620, un prince d'Allemagne, passant par Saint-

A cette époque, Saint-Nicolas était une des villes les plus commerçantes et les plus riches de la Lorraine ; aussi, c'est à cette splendeur qu'elle doit d'avoir été pillée et brûlée en partie par les Suédois qui incendièrent aussi l'église. Ils ne se contentèrent pas de la piller et de réduire en cendres tout ce qui était combustible. Après avoir détruit les autels, ils profanèrent ce saint lieu, ils en firent des écuries *. Ces ennemis barbares et sans principes ont su que les habitans de Saint-Nicolas avaient porté leurs objets les plus précieux dans une des tours de l'église,

Nicolas, se rendant en Espagne, avait une lettre de change de 50 mille livres à toucher chez un négociant de cette ville. En arrivant chez lui, il fut très-surpris en voyant la simplicité du costume de ce banquier ; il crut que sa lettre ne lui serait pas payée ; il en manifesta d'abord son étonnement, et parut tout embarrassé, craignant de ne pas recevoir de suite l'argent dont il avait un pressant besoin. Le négociant s'apercevant de ses inquiétudes, le rassura promptement, et lui demanda en quelle monnaie il voulait être payé. Comme ce prince allait en Espagne, il lui délivra de suite, moitié de la somme, en quadruples de ce pays, et le reste en pièces d'or de France et d'Allemagne.

* Dom Calmet, ouvrage cité, p. 320.

croyant que cette demeure sacrée serait respectée par les ennemis ; mais, loin de là, ceux-ci, après avoir enlévé les objets les plus riches et tout ce qui leur convenait, mirent le feu dans ce qu'ils ne trouvèrent pas digne de leur rapine. Ce feu a consumé une tour et a détruit dans l'église une infinité d'ouvrages riches, qui n'ont pu être remplacés. Après cela, ils ont volé les choses précieuses de la ville ; toute la rue des orfèvres a été dévastée entièrement ; tout leur or et leur argenterie ont été pris, puis ils ont brûlé toutes leurs maisons, pour cacher en quelque sorte leurs lâches dilapidations. Cette belle rue qui ornait la ville, n'a pas été re-construite.

Aujourd'hui l'industrie de Saint — Nicolas s'exerce sur divers objets. La fabrique de bro-deries figure en première ligne ; elle est une des plus considérables des environs : la finesse, jointe à la solidité et à la beauté des tissus brodés par nos jeunes filles et celles des communes voi-sines, les font rechercher, non—seulement à Paris et dans toutes les grandes villes du royaume, mais aussi dans les pays étrangers et d'outre-mer où cette maison de commerce expédie tous les

ans ses produits pour des sommes très-considérables.

Le plâtre qui est vendu au commerce et qui
est extrait des carrières environnantes, forme un
objet majeur ; il va jusque dans la Champagne.

Les tanneries fournissent des cuirs qui sont
forts et recherchés.

Les vins qui existent à Saint-Nicolas sont d'une
qualité supérieure à leur réputation. Ceux qui
proviennent des coteaux de Saint-Phlin et environnans sont d'une bonne qualité; ils se distinguent par un bouquet agréable et par l'alcool
qu'ils renferment ; ils sont presque tous expor-
tés pour les Vosges.

Dans Saint-Nicolas, la police médicale est
bien observée. L'autorité locale s'occupe tous
les jours à assainir la ville ; elle fait combler les
trous qui existent dans les petites rues, elle empêche soigneusement les eaux ménagères et plu-
viales de séjourner devant les maisons ou dans les
environs de la ville ; elle fait mettre de la grève
et des pierres cassées dans les lieux humides,
dans les cloaques et dans tous les conduits par
lesquels s'écoulent les immondices de la ville ;
elle fait faire des cassis dans les rues qui ne sont

pas pavées, pour faciliter l'écoulement des eaux : déjà trois rues principales en sont pourvues ; elles sont, par ces moyens, bien plus propres, plus belles et plus saines, les maisons sont moins humides. J'ai déjà fait remarquer qu'elles donnent moins de malades ; les enfans sont surtout les premiers qui en ont ressenti l'effet salutaire.

La police médicale a redoublé de zèle avant l'approche du choléra et pendant son court séjour. Des visites domiciliaires ont été faites deux fois par semaine, pour assurer l'exécution des mesures sanitaires prises par l'autorité supérieure. Tous les égoûts, les fumiers et les eaux ménagères qui existaient dans les cours ou dans les écuries, ont été soigneusement enlevés. Beaucoup de maisons ont été blanchies à la chaux ; toutes les cours humides ont été desséchées ; tous les endroits qui paraissaient malsains ont été nettoyés avec beaucoup de précaution. Dans les maisons les plus humides et qui avaient le moins d'ouvertures pour donner accès à l'air, j'ai fait pratiquer des ventilations, au moyen de serviettes, en agitant l'air, surtout dans les appartemens bas et humides, et qui ne contenaient que des petites ouvertures, ou qui étaient plus bas que le niveau de la terre, et j'ai fait laisser les fenêtres ouvertes une partie de la nuit et du jour, quand les chambres n'étaient pas habitées.

ROSIÈRES-AUX-SALINES.

—

Rosières-aux-Salines est une petite ville très-ancienne, qui a été autrefois fortifiée. Elle est située sur la Meurthe, au pied d'un côteau qui renferme des carrières de plâtre. Les maisons sont bâties sur une terre noirâtre, ayant un sous-sol humide, surtout dans la majeure partie de celles qui sont situées sur la partie déclive de la côte. Il existe 2,507 habitans, 567 feux et 330 habitations.

La ville de Rosières présente un aspect pittoresque assez agréable. Elle est traversée par la rivière de la Meurthe, dans laquelle viennent se rendre une multiplicité de petits canaux qui sont faits pour assainir les propriétés voisines et se débarrasser des eaux qui s'écoulent des élévations et des monticules environnans. Ces ruisseaux sont entourés de peupliers et de saules qui les ombragent , et donnent un aspect champêtre et agréable au pays, en même temps qu'ils rapportent, par leur élagage du bois pour une portion de la consommation journalière des habitans.

Rosières avait jadis des salines qui ont été supprimées en 1766, et des papeteries qui n'existent plus depuis l'an VI de la république. Il est à regretter que l'on ait aboli ces deux genres d'industrie qui auraient été une source de richesses pour la contrée.

Les salines surtout pouvaient enrichir le pays et lui procurer plus facilement une denrée de première nécessité, si utile aux hommes et aux animaux.

L'eau salée venait d'une île de la Meurthe, elle était exploitée depuis le treizième siècle ; elle fournissait aussi du sulfate de magnésie et de l'hydrochlorate d'ammoniaque, qui sont fréquemment employés dans la médecine et dans les arts.

Après environ un siècle d'exploitation , les salines furent abandonnées pendant quatre-vingt-neuf ans, parce que l'eau salée n'avait que 4 degrés dans son état naturel, et que sa source était difficile à extraire et à séparer de l'eau douce avec laquelle elle se mêlait. Mais à l'aide d'un bâtiment de gradation, dans lequel l'eau de la source était élevée par des pompes et distribuée par plusieurs chenaux, pour retomber dans un grand bassin, de manière qu'une portion de l'eau douce qui se trouvait mêlée avec la salée, se perdait par l'évaporation et par l'action de l'air, cela faisait que l'eau à saliner, qui se trouvait dans ce bassin, avait, après cette opération, 11 degrés; ce qui lui donnait la même force que celle de la source de Château-Salins.

Dans ces derniers temps, on a cherché à sonder, à une grande profondeur, pour savoir si l'on trouverait du sel gemme ou de l'eau salée; mais soit qu'on ne fût pas allé assez profond, soit qu'on ne fût pas tombé dans le bon endroit, cette opération a été sans succès; car on n'a rien trouvé.

Il est bien à regretter que le gouvernement maintienne encore le monopole sur le sel. Si le commerce pouvait s'emparer de cette branche d'industrie, Rosières reprendrait bientôt son ancienne splendeur, et pourrait se ranger parmi les villes commerçantes et industrielles.

Les eaux des fontaines de la ville sont four—
nies par trois sources qui viennent de la côte ;
elles contiennent du carbonate calcaire en
grande quantité, parce qu'elles passent sur des
carrières de plâtre. Elles sont nuisibles à la santé
et ne devraient pas être bues par les habitans.
Les eaux des puits et des fontaines qui viennent
de la plaine sont celles qui devraient être em-
ployées à l'usage domestique, en ce qu'elles ne
contiennent que peu de plâtre, et qu'elles pos—
sèdent une grande quantité de muriate de soude
(sel de cuisine) qui est utile à la santé, parce
qu'il facilite la digestion et augmente la nutrition. L'observation a prouvé que les animaux
ui boivent de cette eau seule se portent très—
bien ; ils ont de la force et de la vigueur. Je suis
certain qu'elle contribue pour quelque chose
à l'ardeur et à la beauté des chevaux du haras.

Le gouvernement, à la suppression des sa—
lines, a établi un haras. Cet établissement est
grand et beau ; il contient des écuries magnifi—
ques, des cours, un superbe manége et un bois
appelé le *Bois de Xarte*, contenant 250 jours,
destiné à la pâture et à l'exercice des chevaux. Ce
bois est entouré de palissades ; il est aussi divisé

en carrés pour la promenade de ces animaux,
selon leur âge et leur sexe. Il renferme plusieurs
hangars qui servent à abriter les jeunes chevaux
et les jumens pendant la nuit et les chaleurs de
la belle saison. Les poulains peuvent y courir sans
danger ; au moyen de cet exercice, leur forme
se développe et prend un accroissement progres-
sif qui les rend forts et bien faits. Ce haras contient communément 150 chevaux. Il est un des
plus beaux de la France ; il doit principalement
cette élégance à M. le directeur actuel. Ce savant
administrateur s'occupe constamment de son
embellissement ; c'est à lui que sont dus tous les
changemens principaux qui ont été faits depuis
peu d'années et qui ont le double avantage
d'être utiles à l'éducation, à la santé et à la force
des chevaux, et agréables à la vue. Ce bel
établissement est journellement visité par un
grand nombre d'amateurs qui y viennent admi-
rer la beauté de ces animaux si précieux et si
utiles à l'homme.

Il existe à Rosières un hospice qui a été construit dans le quinzième siècle, et qui est destiné
à recevoir les pauvres de la ville. Il est dirigé par
les sœurs de l'ordre de Saint-Charles.

Rosières possède deux foires, l'une le 9 mai et l'autre le 1er septembre. Le commerce qui s'y fait est peu considérable ; il se borne à la vente de quelques objets fabriqués dans le pays, et à celle de divers animaux domestiques.

Le vignoble de Rosières est considérable. Les vignes forment une des principales ressources des habitans. Elles donnent un bon vin, dont les qualités sont supérieures à sa réputation. Divers cantons, tels que ceux des Clavières et de Saint-Simon, qui sont plantés en partie de petits noirs, petits gris et petits blancs, donnent un vin fin, délicat et très-agréable, tant par sa douceur que par l'alcool qu'il contient : son bouquet particulier le fait rechercher par les amateurs.

On extrait, des carrières de cette ville, une grande quantité de plâtre, qui sert à l'engrais et à l'industrie d'un grand nombre des communes environnantes.

Les habitans de Rosières sont bons, assez laborieux. Environ deux cents individus cultivent 2,000 jours de vignes, sans compter le temps qu'ils emploient aux autres occupations, tels qu'aux travaux des jardins, des prés, etc. Ils sont peu colères et doués d'un caractère doux ;

beaucoup sont d'un tempérament lymphatique , ayant un teint pâle et étant dans un état de langueur et d'étiolement qui étonne souvent les étrangers. La classe pauvre , privée d'éducation , est en général d'une intelligence peu prononcée , moins apte à faire des artistes que celle des communes voisines ; elle donne plusieurs crétins.

Le goître est endémique dans cette ville , comme dans les vallées brumeuses des Vosges , des Alpes et des Pyrénées. Les recherches topographiques que j'ai faites, m'ont prouvé que cette maladie est due à plusieurs causes : 1° à l'usage des eaux qui contiennent, comme je l'ai déjà dit , du carbonate de chaux en grande quantité. L'emploi long-temps continué de ces eaux agit d'une manière *sui generis* sur la glande thyroïde , il en active la nutrition , et finit par produire son augmentation de volume à divers degrés et à divers états , selon les individus et les causes ; 2° à l'usage journalier d'un travail plus ou moins fatigant , auquel les habitans de Rosières sont assujétis , en allant cultiver les vignes qui ornent leurs coteaux. En travaillant la tête baissée , le sang descend dans la glande thyroïde , il augmente son action vitale et produit le goître.

Celui-ci n'étant souvent produit que par l'afflux d'une trop grande quantité de sang vers la thyroïde ; 3° l'air humide. La classe laborieuse, en revenant des travaux pénibles de la campagne, ayant souvent le corps tout couvert de sueur, rentrant dans des maisons malsaines, y respire un air humide, peu renouvelé, qui existe dans ces appartemens et quelquefois dans des chambres qui ne sont pas planchées. Cet air humide favorise le tempérament lymphatique chez les enfans, et les dispose à l'engorgement de la glande thyroïde, surtout quand cette cause est jointe à la malpropreté et à la misère.

La réunion de ces trois causes existant plus souvent chez les pauvres que chez les riches, fait qu'on rencontre peu de goîtres chez ceux-ci, et beaucoup chez les premiers. Chez la classe indigente la maladie est souvent volumineuse, très-grave et difficile à guérir; tandis que chez les riches, elle est peu étendue, peu gênante et très-facile à faire disparaître. Cela tient à ce que les personnes aisées suivent généralement mieux les principes hygiéniques qui leur sont donnés par les médecins, et ne sont pas exposées à un air humide, ni aux excès des travaux de la campagne, faits sur les lieux élevés.

MM. Fodéré, Coindet et de Humboldt ont reconnu que le goître était héréditaire dans les Alpes, les Pyrénées et généralement dans tous les lieux où il est endémique ; qu'il se produit facilement dans la ligne paternelle, et qu'il a plus sûrement lieu quand deux générations successives en ont été atteintes. D'après les observations et les recherches multipliées que j'ai faites à Rosières, sur l'hérédité de cette maladie, j'ai trouvé que le goître se développait spécialement, dans ce pays, sous l'influence des causes citées plus haut ; que les enfans de goîtreux ne le contractaient pas, quand ils n'étaient pas soumis à l'influence des causes indiquées ; qu'il ne se manifestait pas par l'émigration, quand même les parens étaient goîtreux, tandis que les étrangers qui venaient séjourner à Rosières sans goître ni sans disposition, en étaient bientôt affectés, quand ils étaient soumis à l'air humide, à l'usage des eaux malsaines et aux travaux fatigans des côtes ; tandis que s'ils n'étaient pas sous l'influence de ces causes, ils ne contractaient pas cette affection. J'ai observé chez les employés supérieurs du haras qu'aucun ne l'a contractée

pendant son séjour dans cet établissement ,
tandis que la majeure partie des personnes étrangères, adonnées aux travaux des côtes, ne séjournent pas long-temps sans en être atteintes. Je
conclus qu'à Rosières , d'après mes observations,
rien n'a prouvé jusqu'alors l'hérédité du goître ;
que cette maladie y est seulement endémique
chez les individus soumis à l'influence des mêmes
causes qui donnent lieu à cette maladie.

Ces recherches sont consolantes pour les
indigènes. Il s'ensuit qu'on peut se soustraire à
cette affection , quand on veut ne pas s'exposer
aux causes qui la produisent. Ainsi, il ne faut
pas boire des eaux qui viennent des côtes , ne
pas s'exposer aux travaux immodérés des côteaux,
afin de ne pas accélérer la respiration et aug—
menter l'action vitale de la glande thyroïde, et
il faut habiter des appartemens sains, exposés
au midi, pourvus de planchers , contenant des
fenêtres suffisantes pour permettre l'entrée de
l'air et de la lumière.

Le choléra a fait peu de victimes à Rosières.
Ce résultat heureux est dû à la police médicale
qui a été bien observée. M. Thiéry, maire de
cette ville , s'est particulièrement distingué. Il a

déployé beaucoup de zèle dans cette circonstance, pour faire observer les règles hygiéniques prescrites par les médecins. Il a mis à leur disposition tous les moyens pécuniaires que la ville pouvait offrir, pour venir au secours des malheureux cholériques. Des éloges doivent aussi être donnés à M. le docteur Florence, pour les soins assidus qu'il a prodigués aux malades, et pour les succès qu'il a obtenus. Je dois dire aussi qu'il a été secondé par M. l'officier de santé Taillard, qui donnait aussi tous ses soins aux individus atteints par l'épidémie.

TONNOY.

TONNOY est un village dépendant du canton de Saint–Nicolas, ayant 685 individus, possédant 150 feux et 99 habitations. Il est situé au pied d'une côte, sur la rive droite de la Moselle, à gauche de la route de Nancy à Charmes, bâti sur une terre rouge, pierreuse, avec un humus végétal, posé sur un sous-sol humide, qui contient d'autant plus d'humidité que la terre reçoit les égoûts et toutes les eaux de la côte, au pied de laquelle les maisons existent. Cette humidité a été la cause première qui a favorisé le développement du choléra. Aussi a-t-il fait ses ravages dans ces habitations malsaines. Les maisons en général sont mal construites ; beaucoup ont le rez–de–chaussée plus bas que le niveau de la terre, ce qui rend les chambres constamment humides. Plusieurs n'ont qu'une ouverture qui existe encore au niveau du sol, qui donne un air nouvellement sorti de la terre, et qui est souvent humide. Beaucoup d'habitans, surtout ceux de la classe pauvre, sont entassés dans ces appartemens malsains, qui ne sont souvent séparés de leurs bestiaux que par des planches.

Ce village a une grande rue qui le traverse, et deux autres rues qui le divisent, en allant du côté de la Moselle. Les maisons qui sont situées à la partie inférieure et déclive des rues ont été celles qui ont fourni le plus de cholériques, tandis qu'il n'y en a eu qu'un petit nombre dans les maisons de la partie supérieure de la grande rue, parce qu'elles sont plus élevées que les autres. Aucun de ceux qui ont été atteints dans ces dernières, n'a succombé, tandis que la mortalité a seule existé dans les maisons malsaines, humides et peu aérées.

La police médicale a été généralement bien observée dans cette commune. Dès que le choléra s'y est manifesté, M. le maire et plusieurs des conseillers municipaux ont fait des visites domiciliaires, d'autant plus utiles, que plusieurs des habitations étaient, avant celles-ci, dans un état de malpropreté qui favorisait beaucoup le développement du choléra.

BURTHECOURT-AUX-CHÊNES.

—

BURTHECOURT est un village qui dépend du canton de Saint-Nicolas, qui contient 270 individus, 71 feux et 52 habitations. Il est situé sur une petite élévation, à l'ouest de la plaine du Vermois, à peu de distance de la route de Nancy à Bayon, bâti sur une terre rougeâtre, pierreuse, possédant un sous-sol humide, qui retient son eau. Il a deux rues assez larges qui sont légèrement encaissées; elles forment divers trous qui retiennent les eaux des fumiers. A sa partie la plus déclive, il existe une grande mare qui reçoit tous les égoûts et les immondices du village; il s'en exhale une odeur méphitique qui est désagréable et nuisible à la santé. Cette mare est établie pour les bestiaux qui y sont conduits pour les baigner. Elle a le grand inconvénient d'être, pendant les chaleurs, un foyer d'exhalaisons malsaines qui se répandent sur tout le village.

Toutes les maisons les plus voisines ont été infectées et ont offert les cholériques les plus graves, et ont donné le plus de mortalité, malgré que j'avais eu soin de faire sortir l'eau bourbeuse de cette mare, et d'y en faire couler de la propre.

Il serait important, pour l'état sanitaire de ce village, de faire disparaître cette mare.

Plusieurs maisons ont leur rez-de-chaussée plus bas que le niveau de la terre ; elles sont en général mal construites et malsaines.

La police médicale a été bien faite par M. le maire qui, par ses soins et son zèle, a failli en être la victime. Il a été atteint du choléra au 2ᵉ degré.

LUPCOURT.

—

LUPCOURT est un village du canton de Saint-Nicolas , situé sur une pente douce de la petite plaine du Vermois. Les maisons sont en général bien bâties et assez bien éclairées ; cependant plusieurs ont encore leur rez-de-chaussée plus bas que le niveau de la terre. Elles posent sur une terre noirâtre, pierreuse , avec un humus végétal, possédant un sous-sol d'autant plus humide que les maisons sont construites sur la partie déclive de la plaine, et qu'elles reçoivent par là les eaux de celle-ci ; ce qui rend les appartemens du rez-de-chaussée très-malsains.

Ce village possède un beau château , construit dans le goût moderne et d'après la stricte observation des règles de l'hygiène. Le rez-de-chaussée est plus élevé que le niveau de la terre ; les appartemens sont spacieux et bien éclairés , ce qui les rend très-sains et exempts de l'humidité qui existe dans les autres maisons.

Cette commune contient 311 individus, 62 feux et 50 habitations. Elle est traversée, à sa partie inférieure, par un ruisseau qu'on appelle *Frahaux*, dont le nettoiement est peu soigné, ce qui retient les eaux en stagnation, et produit, pendant les chaleurs, des miasmes marécageux, qui rendent l'endroit malsain. Il y a quelques années, il existait encore un petit étang à la partie supérieure de cette commune. Il a été desséché par son propriétaire qui est philantrope et qui sait, à l'aide de sa fortune, adoucir la vie pénible des malheureux de cette commune. Le desséchement de ce petit étang a produit une amélioration dans l'état sanitaire de cette localité; car avant, en 1818, j'ai soigné dans ce village une gastro-entérite épidémique, qui a affecté, dans l'espace d'un mois, le tiers de la population. J'ai attribué cette maladie au développement des miasmes délétères qui sortaient de cet étang qui, par sa petitesse, n'était qu'une grande mare d'eau verdâtre qui développait sur tout le village une humidité très-nuisible.

Il résulte des observations topographiques que

j'ai faites sur cette commune, qu'elle est mal-
saine, en raison de son humidité. Il faudrait
curer le ruisseau qui la traverse, afin d'éviter la
stagnation des eaux. Il serait aussi important
qu'on élevât les chambres du rez-de-chaussée
jusqu'au niveau de la terre, et qu'on pratiquât
des ouvertures dans celles qui n'en ont que de
petites, afin de faciliter le passage de l'air et de la
lumière.

GÉRARDCOURT.

—

Gérardcourt est un hameau du canton de Saint-Nicolas, dépendant de la mairie de Ville-en-Vermois, situé dans la plaine du Vermois, traversé en partie par le ruisseau de Frahaux, possédant 17 feux et 87 individus. Les maisons sont en géneral bien bâties, situées sur une terre noirâtre, pierreuse, ayant un sous-sol humide; la surface extérieure est toujours boueuse. Il n'y a dans ce hameau qu'une rue large, qui est marécageuse dans sa partie inférieure. Aussi, les cholériques qui ont existé dans cet endroit, ont-ils eu lieu dans les habitations qui avoisinent les petites mares qui se forment par les égoûts des fumiers.

Il faudrait, pour améliorer l'état sanitaire de ce lieu, faire remplir de pierres les mares qui se trouvent à sa partie inférieure ; faire curer le ruisseau de Frahaux, et enlever soigneusement les boues qui existent constamment devant les maisons qui sont bâties sur sa partie déclive.

DOMBASLE.

—

DOMBASLE est le plus gros village du canton de Saint-Nicolas, possédant 1,046 individus, 261 feux et 204 habitations. Il est situé sur la rive gauche du Sanon et près de son embouchure dans la Meurthe. Cette commune est traversée par la route de Nancy à Lunéville ; elle possède plusieurs rues assez larges. Les maisons sont bien bâties sur une terre argileuse, caillouteuse et avec un humus végétal, possédant un sous-sol argileux non humide. Quelques chambres sont encore au-dessous du niveau de la terre ; plusieurs n'ont qu'une petite ouverture pour permettre l'entrée de l'air. Les habitans sont propres et changent souvent de linge. Ils vivent en général d'une alimentation saine.

Il faudrait, pour améliorer l'état sanitaire de ce village, que les chambres, qui sont plus basses

que le niveau de la terre, fussent aérées sou—
vent, qu'on y pratiquât le plus d'ouvertures
possibles, pour y permettre l'entrée de l'air et
de la lumière.

Le choléra a fait peu de ravages dans ce
village, les habitans étant en général sobres,
propres et bien logés.

ART-SUR-MEURTHE et BOSSERVILLE.

ART-SUR-MEURTHE est un des plus beaux villages du canton de Saint-Nicolas, qui contient 515 individus, 126 feux et 95 habitations. Il est situé sur la rive droite de la Meurthe et à gauche de la route de Nancy à Lunéville, sur une pente douce qui fait que les égoûts et les immondices s'écoulent naturellement dans la rivière de la Meurthe ; les maisons sont construites sur une terre argileuse et pierreuse, avec un humus végétal, possédant un sous-sol argileux, non humide, qui rend les habitations salubres et exemptes d'humidité.

Dans cette commune, il existe un château et plusieurs maisons de maîtres, qui sont sainement bâtis. L'air y est vif, pur et pas chargé d'humidité, d'où il résulte que son état sanitaire est bon, et qu'il a peu besoin de conseils hygiéniques. L'autorité locale a soin de ne pas laisser de trous, ni d'eaux ménagères devant les maisons ; elle vient encore de faire sabler une rue et les environs de la fontaine, qui étaient, par la chute de l'eau de celle-ci, un peu bourbeux. Le choléra n'a enlevé à cette commune que deux individus ; tous les autres cas ont été curables.

BOSSERVILLE existe à peu de distance d'Art-sur-Meurthe, il dépend de ce village, il était autrefois une paroisse qui fut supprimée le 21 avril 1684 ; il y existe encore une chapelle et quelques maisons assez bien construites. Bosser-ville est célèbre par un des plus beaux monumens de notre pays, par la belle Chartreuse, qui s'aperçoit depuis la route de Paris à Strasbourg ; elle fut fondée en 1666, par Charles IV, duc de Lorraine. Ce grand édifice a 426 pieds de façade sur 138 pieds de longueur ; l'église est belle, bien construite ; elle est vaste et très-clarteuse, d'une architecture magnifique de l'ordre ionique et corinthien. Toute la Chartreuse a failli être détruite , plusieurs cellules ont déjà été démolies. Heureusement , pour la beauté de notre contrée , elle vient d'être rendue à sa première destination. Les chartreux en ont fait l'acquisition : aujourd'hui ils rétablissent ce qui a été détruit , ils vont conserver un édifice qui orne notre pays. L'ordre de Saint-Bruno a pu résister à la révolution , parce que les chartreux sont des hommes pieux , paisibles , laborieux et adonnés uniquement à la contemplation de l'Être Suprême et à des travaux mécaniques , et que leurs vertus ont toujours été admirées par les hommes de tous les partis.

Les appartemens de la Chartreuse sont sainement construits. Les chambres ont toutes leur rez-de-chaussée au-dessus du niveau de la terre ; elles sont bien pourvues de croisées , la lumière y pénètre aisément. Ce beau bâtiment est entouré d'un clos qui contient 200 jours de terres , partie en bois , en terres labourables et en vignes. Le vin de Bosserville est d'une bonne qualité , apprécié par les amateurs qui le payent le double que celui qui est récolté dans les vignes des environs.

En 1814 , lors des désastres de l'armée

française , la Chartreuse fut convertie en ambulance ; je fus un des chirurgiens chargés de son organisation et du service des malades. J'ai remarqué que, malgré la gravité des maladies et surtout d'un typhus ataxique contagieux, nous n'avons guère perdu de malades. Je suis certain que l'air pur et vif qu'on y respire , joint à l'état sain des appartemens , contribua pour beaucoup à la guérison de ces malheureux soldats. Leur convalescence était courte, parce qu'ils pouvaient se promener dans de vastes corridors , sur une belle terrasse et dans un vaste clos , aussitôt qu'ils avaient récupéré les forces nécessaires.

Le choléra a respecté Bosserville , quoi qu'il ait fait des ravages dans plusieurs communes voisines. Tomblaine , surtout, regrettera encore long-temps les victimes de ce terrible fléau.

HARAUCOURT.

HARAUCOURT est un gros village du canton de Saint-Nicolas, situé à 7 kilomètres nord-est de cette ville. Il contient 837 individus, 167 feux et 149 habitations. Cette commune existe sur une plaine élevée ; elle est bâtie sur une terre jaunâtre, pierreuse, compacte, ayant un soussol humide ; défoncé à quelques pieds, l'eau s'y montre ; la terre retient ses eaux, ce qui donne constamment de l'humidité. Dans cette commune, il existe trois rues principales qui sont assez larges. Une place publique se trouve au milieu. Plusieurs maisons sont généralement assez bien bâties ; mais beaucoup ont des appartemens plus bas que le niveau de la terre. Toutes les rues contiennent presque toujours une boue épaisse, mêlée avec les égoûts qui sortent des fumiers qui sont placés devant les maisons. Dans.

plusieurs endroits, les égoûts de ces fumiers séjournent devant les fenêtres, et exhalent, pendant les chaleurs, une odeur désagréable et nuisible à la santé, parce qu'elle s'introduit dans ces appartemens. Malheureusement, pendant l'épidémie, ces fumiers n'ont pas été enlevés, ils ont été constamment un foyer d'humidité méphitique, très-propre au développement du choléra. De même les eaux ménagères et beaucoup d'immondices des rues et des cours n'ont pas été soigneusement balayées.

Les habitans sont en général malpropres. En outre, 837 individus existant dans 149 habitations, sont forcés d'être, dans certaines maisons, très-étroitement logés ; aussi plusieurs demeurent-ils dans des chambres borgnes, ou n'ayant qu'une petite ouverture pour donner accès à l'air et à la lumière. Ceux-ci ne respirent qu'un air infecté, presque privé d'oxigène et chargé d'une grande quantité d'azote mélangé à des miasmes et à des émanations animales et végétales, résultant de la décomposition des eaux ménagères qui ne sont pas soigneusement enlevées, ainsi que des végétaux qui séjournent long-temps et se décomposent dans ces appartemens.

Beaucoup de ces habitans vivent d'une alimentation mauvaise, grossière et d'une digestion difficile. Ce qui a concouru à exciter la membrane muqueuse du canal digestif, et à favoriser l'inflammation cholérique.

Il faudrait, pour améliorer l'état sanitaire de ce village, que les boues des rues fussent enlevées, que les mares qui existent encore dans certains endroits, fussent comblées.

Je dois dire que déjà l'autorité locale s'est occupée à le faire; qu'elle a fait amener des pierres dans les endroits les plus nécessiteux. Depuis la disparition du choléra, elle a bien amélioré les rues, elle a fait combler beaucoup de trous; elle a fait paver les environs de la fontaine qui n'étaient qu'un grand cloaque bourbeux, d'où s'exhalaient des miasmes méphitiques. Elle a eu surtout un soin particulier de sa place; elle l'a fait couvrir de petites pierres et de sable. Des éloges lui sont dus pour les soins qu'elle a mis, depuis le choléra, à garnir de pierres ses rues et à améliorer l'état sanitaire de cette commune. Il serait aussi bien important de faire pratiquer des ouvertures dans les chambres borgnes, pour y laisser entrer l'air et la lumière.

Il serait aussi nécessaire que la police médicale y fût bien observée, en raison de la saleté de quelques habitans qui, presque toujours, négligent les règles prescrites par l'hygiène, sous le rapport de la propreté. Il faudrait aussi que des visites domiciliaires fussent faites de temps en temps, surtout à l'époque d'une épidémie, comme cela s'est pratiqué dans les autres villages, pour indiquer aux individus qui en auraient besoin, les préceptes à suivre pour vivre proprement, et pour forcer ceux qui ne le feraient pas de bonne volonté.

Le choléra a fait des ravages considérables dans cette commune. Il lui a enlevé environ un onzième de sa population dans l'espace de quarante jours. C'est un des villages du département de la Meurthe qui a le plus souffert. J'attribue l'intensité du choléra dans cette localité, à l'humidité de la terre sur laquelle sont bâties les maisons, à la malpropreté des rues qui, dans ce temps, étaient plus sales qu'aujourd'hui, à la présence des fumiers qui sont en grand nombre et qui ont séjourné devant les maisons pendant toute la durée de l'épidémie, et à la saleté d'une portion des habitans.

LENONCOURT.

—

LENONCOURT est un village du canton de Saint-Nicolas, situé dans une plaine élevée, à droite de la Rouenne, possédant 487 individus, 121 feux et 83 habitations. Les maisons sont en général bien bâties sur une terre noirâtre, argileuse, pierreuse, légère, peu humide, parce qu'elle perd facilement son eau, avec un humus végétal, possédant un sous-sol peu humide. Cependant, il existe encore beaucoup d'habitations qui ont le rez-de-chaussée plus bas que le niveau de la terre, et dont les chambres n'ont qu'une seule et petite ouverture.

Il y existe un château vaste et bien bâti, ayant des appartemens grands et très-sains. Des fossés entouraient ce château, ils contenaient des eaux stagnantes qui formaient des foyers d'infection méphitique, pendant les chaleurs. Ils viennent d'être comblés par leur propriétaire. Je l'en félicite; il a par là prouvé et ses connaissances de l'hygiène et son bon goût pour l'embellissement de ce château qui est un des plus anciens et des plus beaux de la Lorraine. Les rues de ce village sont larges et bien entretenues. Depuis deux ans, l'autorité locale a fait combler les trous et améliorer l'état sanitaire de cette commune. Peu de conseils hygiéniques sont à donner aux habitans, si ce n'est de les engager à continuer de faire ce qu'ils ont déjà commencé, afin de combler tous les trous des rues, pour éviter les mares, et de les entretenir propres, en enlevant les boues, et surtout d'engager les propriétaires des maisons qui n'ont qu'une petite ouverture à leurs appartemens, d'en faire d'autres plus grandes et aussi multipliées qu'il sera possible, afin de permettre l'entrée de l'air et de la lumière.

Le choléra qui s'y est manifesté, n'a fait qu'une victime, ce qui doit être attribué à l'état sanitaire qui a été bien observé, et à tous les moyens préservatifs qui ont été rigoureusement suivis, tels que la saignée et tous les autres conseils que j'ai indiqués à l'article du traitement préservatif.

LANEUVEVILLE.

—

Laneuveville-devant-Nancy est un village considérable, dépendant du canton de Saint-Nicolas, situé sur une petite éminence, à gauche de la Meurthe ; il est traversé par la route de Nancy à Lunéville, et possède 732 individus, 182 feux et 98 habitations. Les maisons sont bien bâties sur une terre noirâtre, légère et caillouteuse, avec un humus végétal, possédant un sous-sol argileux, peu humide. La majeure partie des habitations ont leur rez-de-chaussée au-dessus du niveau de la terre. La propreté est bien observée dans presque toutes les maisons. La police médicale est bien tenue ; elle a surtout été rigoureusement suivie pendant l'invasion du choléra. Des éloges doivent être donnés à M. Olry, maire de cette commune, qui s'en est occupé avec beaucoup de zèle et avec un soin tout particulier. Plusieurs améliorations viennent d'être faites par lui dans cette commune : une belle fontaine y a été récemment construite ; elle réunit à l'avantage de procurer une eau plus saine pour les usages domestiques que celle qui vient des puits, celui d'embellir la commune et d'être propre à y abreuver tous les animaux. Les immondices s'écoulent naturellement hors du village, à raison de sa position élevée ; ce qui fait que l'air y est toujours pur et peu humide.

Le choléra qui s'y est manifesté, n'a point fait de victimes ; tous les cas ont été curables.

Dans les considérations topographiques que je viens d'exposer sur les localités dans les-quelles le choléra s'est manifesté, je me suis attaché à rapporter ce que l'observation m'a démontré, d'après l'examen attentif que j'ai fait des diverses espèces de terres sur lesquelles les habitations infectées du choléra sont construites. En examinant soigneusement leur nature in-time, j'ai remarqué que celles qui sont humides et qui retiennent constamment leur eau, par leur qualité particulière, sont celles qui ont fourni des cholériques. La maladie était d'autant plus grave que le sol était plus humide ; aussi je crois pouvoir dire que, d'après mon observation, la cause prochaine du choléra consiste dans un principe *sui generis* qui nous est inconnu, mais dont la pratique nous démontre qu'il sort d'une terre humide, et qu'il est susceptible d'être transporté par l'air, à un lieu plus ou moins éloigné. Quant à sa nature intime, elle nous est et nous sera probablement toujours inconnue ; seulement en ayant égard à ses effets, nous pouvons dire qu'elle agit comme un principe irritant qui excite les organes avec lesquels il est en contact, de manière à y attirer le sang et tous les fluides ; à troubler ensuite et à déranger tout-à-fait les fonctions du viscère avec lequel il est en rapport. Ce principe agit comme un corps chaud qui excite et donne le sentiment d'une brûlure, ce que le malade exprime très-bien. Il dit : « Je souffre, je brûle. » Aussi, demande-t-il à grands cris de l'eau froide pour éteindre le feu qui le dévore.

Si, par analogie, on compare ce que l'humidité, et surtout l'humidité froide, produit sur notre économie, on trouve que sous l'influence de notre climat, les effets du froid et du chaud sont aggravés par elle, quand il y a réunion de l'une ou de l'autre de ces deux conditions atmosphériques ; alors il en résulte une maladie plus ou moins grave, et souvent une des affections les plus meurtrières dont l'espèce humaine puisse être affectée, tels que le typhus et la peste. Je ne chercherai pas à expliquer comment cela arrive, si c'est par l'introduction des molécules aqueuses dans notre économie animale, comme cela paraît avoir lieu chez les hydropiques, ou par l'impulsion débilitante pratiquée sur la peau et sur les membranes muqueuses, principalement sur celle qui tapisse les poumons. Peu nous importe, il faut abandonner les explications que l'observation ne peut démontrer complètement ; il nous suffit, dans l'état actuel de la science, d'établir les effets, sans chercher à les expliquer.

L'expérience a prouvé que le choléra se développe, croît, grandit et s'embellit, si je puis m'exprimer ainsi, sous l'influence d'un air humide. En examinant l'action physique de l'air humide sur notre organisme, on sait qu'il diminue la sensibilité de la peau, qu'il la fait pâlir, qu'il produit du froid et qu'il refoule les fluides de l'extérieur vers l'intérieur, condition qui favorise le développement de la congestion cholérique.

Les communes qui ont été le plus affectées sont celles dont les habitations sont bâties sur une terre humide qui retient son eau, et dont les appartemens sont par là plus humides : ainsi, Haraucourt, Tonnoy et Burthecourt sont les villages qui ont offert le plus de cholériques.

En 1635, quand la peste noire s'est déclarée en Lorraine, après l'incendie et le pillage de cette contrée, elle a fait des ravages effrayans dans les villages qui ont été atteints par le choléra. Ces trois derniers sont ceux de nos environs qui ont le plus souffert ; Haraucourt surtout a été désert par cette peste. Peu d'habitans ont échappé à cette affreuse maladie. Un village à côté, qui lui était presque contigu, qu'on appelait Domèvre, a perdu tous ses habitans. Il ne reste plus, pour souvenir de cette commune, qu'une espèce de tour. Les localités du canton de Saint-Nicolas, qui ont été épargnées par le choléra, l'ont aussi été par la peste noire, quoique les voisines en fussent atteintes. Ainsi, Manoncourt et Coy-viller n'ont pas eu un cholérique, ni un pestiféré, quoique Tonnoy, Burthecourt, Lupcourt et Saint-Nicolas eussent été, dans ces deux circonstances, très-maltraités.

Il résulte des recherches que j'ai faites sur la peste noire de 1635 et sur le choléra de 1832, que ces deux maladies sont les mêmes, qu'elles ont affecté les mêmes communes, et qu'elles ont fait, dans une égale proportion, d'aussi grands ravages, selon les endroits plus ou moins humides ou malsains.

FIN.